Riccardo Capello &
Umberto Miletto

UN CORPO NUOVO CON IL PILATES

Gli Esercizi per Raggiungere il Benessere e Ottenere una Forma Invidiabile

Titolo

"UN CORPO NUOVO CON IL PILATES"

Autori

Riccardo Capello & Umberto Miletto

Editore

Bruno Editore

Sito internet

www.brunoeditore.it

Sommario

Introduzione

Il motivo che ci ha spinto a scrivere questo ebook è la passione che abbiamo verso l'allenamento e il desiderio che tutti possano stare meglio grazie all'attività fisica.

La nostra convinzione è che il Pilates possa essere per molti un'opportunità per iniziare a muoversi e a prendersi cura del proprio corpo. Il Pilates ti permetterà di far muovere il tuo fisico in modo naturale e funzionale, ti consentirà di migliorare esteticamente e farà sì che molti dolori fisici (dolori alla bassa schiena, cervicalgia ecc.) possano essere ridotti se non addirittura eliminati, non con cure miracolose, ma semplicemente con l'attività fisica, facendo lavorare il tuo corpo, rendendolo più forte e flessibile e quindi meno soggetto a contratture, strappi e traumi di varia natura, perché a volte sono le cose più banali, come sollevare le borse della spesa in modo errato per mancanza di forza o flessibilità, a causare quei fastidiosi dolori che possono condizionarti le giornate.

Il Pilates è una forma di attività fisica adatta a tutti, dai bambini alle persone anziane. È adatto al sedentario come all'atleta professionista. Tutti potranno migliorare grazie all'utilizzo di questo metodo di lavoro. Ti spiegheremo da dove nasce il Pilates e quali sono i veri obiettivi di questo metodo d'allenamento, vedrai da dove viene e perché, e ti mostreremo i principali esercizi con cui allenarti, esercizi adatti sia al principiante sia a persone già allenate.

Tutti gli esercizi che ti mostreremo sono da svolgere a casa, e questo sarà un vantaggio enorme, perché potrai allenarti negli orari più comodi a te, senza dover dipendere da altri. Questo manuale ti insegnerà come non sbagliare gli esercizi e su cosa focalizzare l'attenzione per ottimizzare i tuoi allenamenti.

Al termine della guida troverai tabelle d'allenamento dettagliate e le foto di tutti gli esercizi che ti andremo a insegnare. All'interno del manuale abbiamo inserito anche dei consigli su come dovrai alimentarti con questo tipo di allenamento. L'alimentazione è determinante se vorrai migliorare le qualità estetiche del tuo corpo, ridurre la percentuale di grasso e migliorare il tuo benessere generale.

Il Pilates è una forma di ginnastica naturale, indicato per tutti e che potrai svolgere dove più ti piace, ti basteranno un semplice tappetino su cui svolgere gli esercizi e un asciugamano. Se anche tu vuoi prenderti cura del tuo corpo, iniziare a fare attività fisica in modo corretto, il Pilates potrebbe essere un ottimo spunto iniziale. E anche tu potrai accorgerti come nel giro di breve tempo, grazie agli esercizi che ti andremo a insegnare, i tuoi muscoli diventeranno più forti, sarai più elastico e avrai una postura migliore.

Joseph Pilates ha sempre sostenuto che con un adeguato allenamento, seguendo i suoi esercizi nel tempo, in maniera costante e con un buono stile di vita potrai avere un corpo del tutto nuovo.

Questo allenamento inoltre non ha controindicazioni, ti basterà dedicargli tre ore alla settimana e già potrai sentire numerosi benefici sul tuo corpo; ma se vorrai allenarti di più, perché ti piace, ti rilassa, ti rinvigorisce, potrai farlo tranquillamente. Potrai allenarti anche a casa, al mare, in montagna, ovunque, sia al chiuso in casa tua, che all'aperto in un bel prato verde.

Il Pilates ti permetterà di conoscere meglio il tuo corpo, ti aiuterà a migliorarlo facendoti stare bene con te stesso, perché "La forma fisica è il primo passo verso la felicità" (Joseph Pilates).

Gli Autori

Riccardo Capello

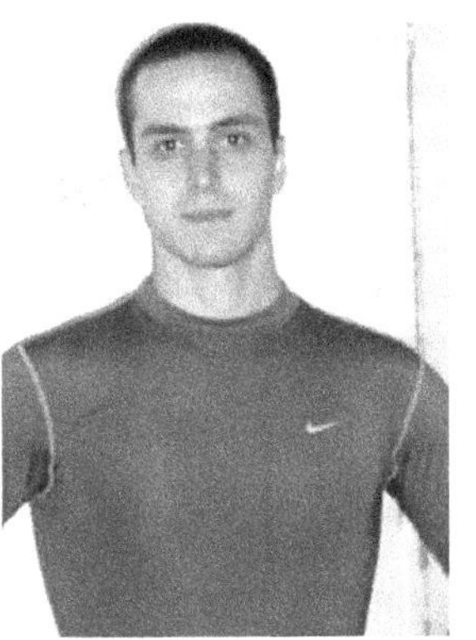

Riccardo Capello inizia presto a interessarsi allo sport e all'età di diciassette anni si dedica completamente alla danza classica e contemporanea presso l'Accademia Regionale di Danza del Teatro Nuovo di Torino dove ha ottenuto, dopo aver frequentato il corso professionale di danza classica, il diploma di ballerino professionista.

Ha lavorato e lavora tutt'ora come ballerino professionista presso compagnie di danza professionali quali la Compagnia del Teatro Nuovo di Torino e la Compagnia Ariston Proballet di Sanremo. Con la Compagnia del Teatro Nuovo di Torino si è esibito in balletti di coreografi internazionali quali Robert North e Luciano Cannito, mentre con la Compagnia Ariston Proballet ha danzato le coreografie di Marcello Algeri. Si è espresso inoltre in numerosi spettacoli anche come ospite.

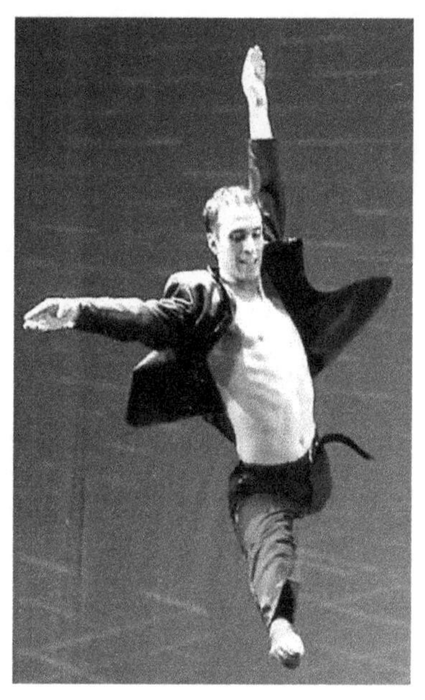

Girando per l'Europa e visionando varie compagnie professionali di danza, si accorge che si potrebbe fare qualcosa in più per la danza e in particolare per la preparazione fisica specifica per i ballerini e le ballerine. Comincia a studiare per sfatare quei miti che vedono l'allenamento in palestra, coi pesi, controproducente per un/a ballerino/a e studia le varie metodologie di allenamento di numerosi sport quali la ginnastica, gli sport da combattimento, la pesistica e molti altri, per applicarle in maniera funzionale alla danza. Visita il suo sito www.danzatraining.com, dove troverai tutto sull'allenamento per la danza e sul Pilates.

Nell'Anno Accademico 2007/2008 si è iscritto alla Scuola Universitaria Interfacoltà in Scienze Motorie (SUISM) di Torino. Grazie anche all'esperienza come ballerino professionista si appassiona al Pilates, che vede come un metodo di allenamento fisico e mentale sicuro ed efficace adattabile a chiunque e molto utile per la salute e la prevenzione di numerosi infortuni sia da parte delle persone comuni che di atleti professionisti.

Frequenta così i corsi da istruttore di Pilates Matwork presso la Power Pilates di Verona, ottenendo le certificazioni Beginner e Intermediate Mat Training. Intende poi completare il percorso formativo del metodo Pilates. Vista la sua passione per l'insegnamento dell'attività fisica frequenta il corso da personal trainer presso l'International Sports Sciences Association (ISSA) con sede in Italia. Attualmente presta la sua attività di istruttore di Pilates presso palestre, associazioni sportive, scuole di danza e presso il suo studio di Settimo Torinese (To). Mira a diventare un punto di riferimento per il Pilates e per la preparazione fisica nella danza oltre che per l'allenamento e la salute delle persone. Per qualsiasi domanda, chiarimento sugli esercizi o se vuoi allenarti con lui contattalo a questo indirizzo: riccardopilates@gmail.com.

Umberto Miletto

Umberto Miletto è un rinomato personal trainer italiano. Esperto in personal training e preparazione atletica d'alto livello.

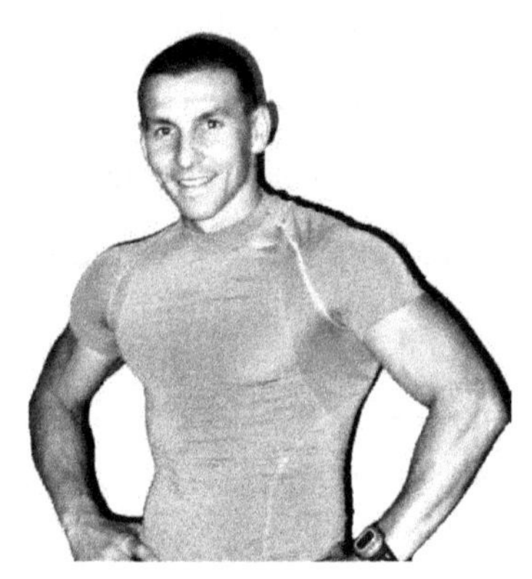

Il coach Umberto Miletto è un punto di riferimento nel campo dell'allenamento nel panorama nazionale. A venticinque anni dà vita al Miletto Personal Training Studio, un centro di personal training e preparazione atletica unico in Italia nel suo genere dove atleti e appassionati si rivolgono per migliorare la propria performance fisica. Lo Studio Miletto è specializzato in programmazioni avanzate con sovraccarichi per atleti di ogni disciplina sportiva, in *functional training*, nello studio della composizione corporea e in sedute di personal training.

Il coach Umberto Miletto è conosciuto in tutto il mondo grazie ai suoi video su Youtube al canale www.youtube.it/studiomiletto, dove è possibile visionare la tecnica d'esecuzione di oltre duecento esercizi.

Collabora con numerosi portali online che trattano di allenamento e fitness, tra cui Bodybuildingitalia.it, My-personaltrainer.it, Sportmedicina.com, Bodybuilding.com, Cybersport.it, Fightordie.it. Nell'estate del 2005 appaiono i suoi primi articoli sulla rivista leader nel settore del body building *Olympian's News* (www.olympian.it), il periodico che tratta in modo approfondito e tecnico tutto ciò che riguarda l'allenamento di muscolazione, la nutrizione, l'integrazione e la preparazione atletica. Numerose sono le riviste che lo cercano come consulente per l'allenamento e il benessere in generale, tra cui citiamo *Men's Health*, *Capital*, *Donna Moderna*, *Millionaire*, *For Men*.

In Italia è stato tra i primi a promuovere l'uso dei kettlebell e sono suoi i primi libri italiani scritti su questi strumenti d'allenamento. Il libro *Kettlebell Manual* edito da Sandro Ciccarelli e il best seller *Il Metodo Kettlebell* edito da Bruno Editore hanno da subito riscontrato un enorme successo per la loro semplicità e praticità. Umberto Miletto è anche autore del libro sugli addominali

Scolpisci Definitivamente il tuo Addome e di *MIT System: l'allenamento segreto del Body Building* editi da Ciccarelli Editore. Autore anche degli ebook *Natural Body Building* e *Gambe e Glutei Perfetti* editi dalla Bruno Editore.

Il coach Miletto riceve presso il suo studio di personal training di Torino, dove potrai essere allenato e valutato personalmente da lui, o partecipare ai suoi corsi di formazione sull'allenamento. Visita il suo sito **www.studiomiletto.com**.

GIORNO 1:
Il Pilates

Al giorno d'oggi avrai sicuramente sentito parlare del Pilates, l'attività che da qualche anno sta spopolando non solo in Italia ma in tutto il mondo, specialmente nelle palestre che mettono a disposizione corsi per tutti i livelli di preparazione fisica.

Non tutti però forse sono a conoscenza di come sia nata questa disciplina, del perché Joseph Pilates abbia creato questo metodo e quali sono i suoi obiettivi primari. Nei corsi che forse avrai seguito nella tua palestra ovviamente non ti spiegano tutto questo, noi invece vogliamo con questo ebook ampliare la tua conoscenza nei riguardi del Pilates per permetterti di capire veramente quanto sia utile e quanto puoi migliorare la forza e l'elasticità del tuo corpo allenandoti con questo metodo.

Se è vero che Joseph Pilates non ha mai lasciato un metodo scritto, è anche vero che lui stesso aveva il desiderio che questo si sviluppasse in tutto il mondo. Per questo motivo in tutto il mondo esistono diverse scuole, che si differenziano, anche se per poco, l'una dall'altra.

Joseph Hubertus Pilates nacque in Germania nel 1880, a Monchengladbach, una cittadina poco distante da Dusseldorf. Come bambino era molto esile e fragile e di salute cagionevole, mentre suo padre era stato un ottimo ginnasta e sua madre una naturopata. Quando un giorno gli fu regalato un libro di anatomia cominciò ad appassionarsi al movimento e allo sviluppo muscolare, facendone poi oggetto dei suoi numerosi studi.

Ovviamente Joseph Pilates non si limitò a studiare il corpo umano, ma praticò numerose attività e lavorò così duramente per sviluppare un corpo sano e robusto che all'età di soli quattordici anni fu chiamato a fare da modello per la realizzazione di numerose tavole anatomiche del corpo umano. Tra le varie attività che praticò si annoverano il pugilato, la ginnastica e quello che oggi è chiamato body building. Nel 1912 si trasferì in Inghilterra, ma dopo lo scoppio della Prima Guerra Mondiale, nel 1914, fu internato a Lancaster. È in questo periodo che, dedicandosi a insegnare ai compagni di prigione varie tecniche di autodifesa, iniziò a elaborare il suo sistema di esercizi, che divenne noto col nome di Contrology. In seguito fu trasferito nell'isola di Man, dove prestò il suo aiuto nell'infermeria e lavorò con diversi reduci da battaglie o prigionie. È qui che iniziò a sviluppare alcune delle sue famosissime macchine, trasformando i comuni letti dell'infermeria in attrezzi che potessero servire alla riabilitazione delle persone.

Finita la guerra Joseph Pilates tornò in Germania, ad Amburgo, città nella quale si dedicò ad allenare la polizia militare e dove cominciò anche a lavorare privatamente con il suo metodo. Le macchine da lui create aiutano a concentrarsi sul movimento e offrono una resistenza per sviluppare ulteriormente il nostro corpo, per costringere a far lavorare quei muscoli più intrinseci che tutt'oggi sono difficili da allenare. Quelle macchine furono di grande aiuto soprattutto per i soldati sfortunati che in battaglia erano stati mutilati e che non potevano in altro modo allenare le parti sane del loro fisico.

SEGRETO n. 1: Joseph Pilates si appassionò all'attività fisica per cercare di sviluppare un corpo sano e robusto, che la natura non gli aveva fornito. Il Pilates non ha l'obiettivo di curare, ma di migliorare, attraverso l'allenamento, lo stato di salute delle persone.

Nel periodo che trascorse in Germania Joseph Pilates incontrò tra gli altri un famoso analista del movimento, Rudolf Von Laban, e una famosa ballerina, Mary Wigman, che diventò sua allieva e applicò alla danza le tecniche apprese dai suoi allenamenti. Verso la fine degli anni Venti si trasferì a New York, dove diventò presto famoso soprattutto tra i ballerini, e il suo sistema divenne parte integrante dell'allenamento e della riabilitazione di molti di essi.

Tra i suoi allievi vi fu il famosissimo coreografo George Balanchine, che in seguito mandò molti dei suoi ballerini a seguire il suo metodo di allenamento per rinforzarsi, migliorare il bilanciamento del corpo e per la riabilitazione. Non solo Balanchine, ma altri famosi coreografi furono suoi allievi, tra cui la grande danzatrice statunitense Marta Graham, che addirittura incluse nel suo metodo alcuni dei suoi esercizi. Joseph Pilates vedeva nella salute fisica il miglior modo per godersi la vita e stare bene con se stessi. Come molti anche lui sosteneva la famosa locuzione latina appartenente a Giovenale: *mens sana in corpore sano*.

Il Metodo Pilates non è mai stato formalizzato poiché Joe (come veniva chiamato) non ha mai stilato un programma di esercizi, dal momento che era convinto che ogni movimento dovesse essere adattato ad ogni singolo individuo e alle sue esigenze, che fosse giovane o vecchio, piccolo o grande e indipendentemente dal suo grado di allenamento. In ogni caso però, variando le modalità dell'insegnamento, rimangono invariati i principi fondamentali delle sue tecniche.

Se vogliamo riassumere in poche parole cos'è **il Pilates** possiamo dire che **è un programma di fitness che ha l'obiettivo di allungare e rinforzare i muscoli attraverso l'arte del controllo**. D'altronde non è difficile immaginare come siano inutili flessibilità e forza se poi non le si riesce a controllare o se a causa della troppa elasticità ad esempio non si riesce ad avere un buon controllo del proprio corpo. Al contrario di quanto si possa pensare, il Pilates non è nato né come attività rilassante, né tantomeno come un metodo per curare persone con malanni fisici; diffida quindi da chi ti proporrà delle lezioni con questo scopo perché l'obiettivo reale del Pilates è allenare il corpo nelle sue parti sane. Attraverso l'allenamento poi si riuscirà a trarre giovamento anche per alcuni malanni fisici come ad esempio il mal di schiena.

La forma fisica è il primo passo verso la felicità (J. Pilates)

Il metodo Pilates si basa su sei principi, indispensabili per trarre il massimo vantaggio da ogni movimento: **concentrazione**, **controllo**, **respirazione**, **fluidità**, **centralizzazione**, **precisione**.

Il Pilates è un vero e proprio allenamento che ti porterà, se seguito con costanza, a modificare realmente il tuo corpo e ti aiuterà a **prevenire** tutti quei dolori che possono essere causati da posture sbagliate, rinforzando in maniera significativa la tua muscolatura addominale, e ti permetterà di diventare sempre più consapevole dei movimenti del tuo corpo. Oggi sono sempre più frequenti le pubblicità di attrezzi miracolosi che in soli dieci minuti ti possono fare acquisire forza, elasticità, e soprattutto un bell'aspetto fisico, che alla fine è ciò che interessa alla gran parte della gente. Ma servono realmente? Quanti di voi con questi attrezzi sono riusciti a vedere qualche risultato concreto e duraturo?

Forse pochi, o forse nessuno! Ma se seguirai con costanza i nostri programmi d'allenamento e i consigli di questo manuale, se eseguirai i nostri esercizi potrai vedere realmente cambiare il tuo corpo! Ma non perché noi siamo i migliori o siamo dei maghi dell'allenamento, semplicemente perché ti insegneremo i principi su cui si fonda il buon allenamento e la buona alimentazione, sfruttando il metodo Pilates. Questo richiederà comunque costanza e applicazione, ma alla fine riuscirai a sviluppare la muscolatura nella maniera corretta, e ti accorgerai di stare davvero meglio con te stesso, con un corpo più libero, tonico, allungato ma soprattutto sano, e queste cose potranno durare nel tempo.

Ricordati questa frase: "È la goccia che scava la roccia". E il tuo impegno e la tua dedizione ti porteranno a raggiungere risultati unici!

SEGRETO n. 2: il Pilates, rinforzando in maniera significativa tutta la tua muscolatura addominale, ti permetterà di prevenire quei dolori che sono causati da atteggiamenti posturali scorretti.

La grossa novità che questo metodo rappresenta è il forte legame che c'è tra l'allenamento fisico e quello mentale, che ha lo scopo di rendere ogni persona consapevole di quello che sta facendo, nella lezione durante ogni singolo movimento ma anche nella vita di tutti i giorni. Nel Pilates la mente deve entrare in sintonia con il corpo restando concentrata appunto su quello che sta accadendo, cioè bisogna diventare coscienti del proprio corpo. Di fondamentale importanza sarà quindi la **concentrazione**, poiché questo metodo non prevede la semplice ripetizione meccanica degli esercizi, dove è solo il corpo a lavorare mentre la mente è distaccata, ma richiede una forte capacità di focalizzazione su ogni singolo movimento.

Tutto questo ci consentirà di utilizzare al meglio tutti quei meccanismi che producono il movimento. Ogni gesto che facciamo chiama in causa la nostra muscolatura, che per azionarsi ha bisogno di energia; a volte, proprio perché non abbiamo la piena consapevolezza del nostro corpo, questo utilizza più energia del dovuto, anche solo nella semplice azione del respiro, e questo errato utilizzo di forze ci limita poi in quelle azioni che davvero hanno bisogno di una quantità di energia più elevata. Grazie a questo metodo imparerai anche a ottimizzare tutti i meccanismi che regolano il tuo corpo.

SEGRETO n. 3: è fondamentale mantenere la concentrazione in ogni fase degli esercizi per riuscire a eseguire correttamente qualsiasi movimento.

Un altro dei principi fondamentali su cui si basa il Pilates, quello da cui tutto deve avere inizio, è **l'arte del controllo**. Imparare a controllare i movimenti vuol dire essere prima di tutto consapevoli del proprio corpo.

All'inizio Joseph Pilates chiamò il suo metodo Contrology, in quanto ogni esercizio ha bisogno di un completo controllo di mente e corpo. Durante l'esecuzione di un esercizio niente è casuale, bisogna avere pieno il controllo del proprio corpo. E qui ci ritroviamo poi in quello che già precedentemente avevamo accennato, ovvero l'armonia tra il corpo e la mente: occorre diventare consci dei movimenti a tal punto che non dovranno quasi più essere pensati, per riuscire così a progredire con l'allenamento e cimentarsi in esercizi sempre più impegnativi.

SEGRETO n. 4: per riuscire a mantenere la posizione corretta durante ogni movimento è necessario acquisire un adeguato controllo della muscolatura e diventare consapevoli del proprio corpo.

Per riuscire a eseguire gli esercizi nella maniera più corretta, oltre alla concentrazione e al controllo del movimento, bisogna saper **respirare** in modo appropriato. Girando nelle palestre, osservando le persone eseguire esercizi di varia natura abbiamo potuto notare come molte trattengano il respiro durante l'esecuzione di un movimento e altre respirino davvero in maniera superficiale. Così facendo si accumula all'interno del nostro organismo un'eccessiva tensione, ovvero un'ipertensione, dove la pressione sanguigna risulta essere troppo elevata, e ciò non consente il corretto apporto di ossigeno alla muscolatura limitandone fortemente le prestazioni e andando incontro a possibili crampi o problemi di altro carattere. Nel Pilates viene data invece un'importanza fondamentale alla respirazione, una respirazione molto profonda, che raggiunge le coste inferiori e il dorso.

Una corretta respirazione migliora l'apporto di ossigeno al sangue e favorisce la circolazione, e nel Pilates è fondamentale per la corretta esecuzione degli esercizi e per migliorare costantemente i movimenti. Bisogna imparare a espirare durante l'esecuzione del movimento anche e soprattutto quando è più difficile, senza trattenere il fiato. La tecnica respiratoria usata è nota come **lateral breathing** ovvero "respirazione laterale", che espande lateralmente le coste lasciando gli addominali ben scavati e consentendo alla parte superiore del corpo di rimanere rilassata.

SEGRETO n. 5: respirare bene è difficile, perché spesso viene data poca importanza alla respirazione, ma per una corretta esecuzione degli esercizi è opportuno saper respirare in modo appropriato.

Precedentemente abbiamo parlato del controllo del movimento, ed è importante capire che questo controllo viene dal **centro del corpo**, o baricentro, che viene chiamato anche **centro dell'energia**. È in questo punto dove si concentrano la forza e il controllo del nostro organismo, in alcune discipline noto come *hara*, situato circa sei centimetri al di sotto dell'ombelico. Imparando a costruire il movimento da questo punto sarà possibile allungare e distendere naturalmente i muscoli senza rischi di strappi e stiramenti.

Nel Pilates la zona definita **powerhouse** consiste in tutta quella serie di muscoli che sono connessi al tronco: muscoli addominali, muscolatura del bacino, zona lombare e la parte superiore delle gambe. Ma la powerhouse non è solo questo, è anche il modo in cui viene utilizzata tutta questa serie di muscoli.

Ora pensiamo a quanti vantaggi uno sportivo potrebbe avere, inserendo questi esercizi nel suo programma di allenamento! Si potrebbe diminuire di gran lunga il numero degli infortuni soprattutto muscolari a cui al giorno d'oggi molti atleti di alto livello vanno incontro. Gran parte dei programmi di allenamento che si seguono in palestra tendono a gonfiare le masse muscolari, accorciandone notevolmente le fibre e quindi creando muscoli corti con maggiori possibilità di traumi. Purtroppo le cause di tutto ciò sono la poca importanza che molte persone danno allo stretching e all'allungamento, considerandoli ininfluenti per i loro obiettivi di miglioramento dell'ipertrofia, della forza e della potenza!

Lavorare in modo corretto con la powerhouse permetterà anche alla maggior parte delle persone di riassumere una postura corretta e dire addio a mal di schiena e a molti altri acciacchi.

SEGRETO n. 6: il centro del corpo è la zona da cui deve partire ogni movimento, il "serbatoio" dell'energia. Con un centro del corpo stabile, ad ogni movimento potrai distendere e allungare i tuoi muscoli in modo corretto e senza rischi.

Inserendo il Pilates nel tuo programma di allenamento riuscirai a rinforzare le articolazioni così da sviluppare muscoli più potenti ed elastici. Un fisico più potente ma allo stesso tempo flessibile sarà meno soggetto a traumi fastidiosi che sempre più frequentemente compromettono l'allenamento e la preparazione degli sportivi e delle persone che frequentano le palestre. Per poter trarre efficacia dagli esercizi **bisogna essere molto precisi** nell'esecuzione di ciascun movimento, ma questo si potrà acquisire solamente grazie alla concentrazione e alla pratica. All'inizio potrai trovare delle difficoltà, come è normale quando si inizia una nuova disciplina, poiché ci sono diversi aspetti da tenere in considerazione, ma col tempo e con la pratica costante riuscirai a controllare e allungare la muscolatura, imparerai a mantenere contratti gli addominali salvaguardando così la schiena da traumi, e tutto questo ti servirà anche nella vita di tutti i giorni facendoti diventare una persona più sana e più in forma.

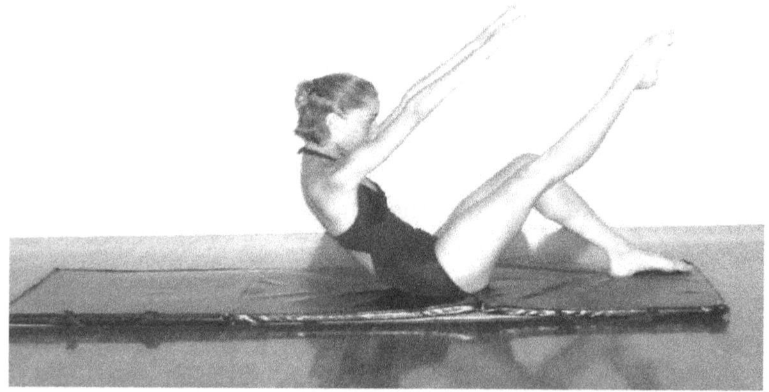

Andando a rinforzare in maniera alquanto significativa la tua cintura addominale migliorerai di conseguenza quella che è ed è stata la tua postura fino a oggi e che, anche se non ci hai mai pensato, probabilmente è la causa di parte dei tuoi problemi alla schiena. Già, perché le cattive abitudini che hai portato avanti nel corso degli anni, come ad esempio una scorretta postura da seduto, dovuta a una debolezza di fondo della tua muscolatura addominale, hanno provocato degli scompensi nel tuo corpo, delle rigidità, delle tensioni e spesso dei dolori.

Attraverso il Pilates potrai *rieducare* il tuo corpo, correggendo le cattive abitudini e le tue debolezze muscolari. Dovrai concentrarti sul corretto allineamento del corpo, prendendo come punto centrale del movimento il tuo addome. Tutto questo comporterà un naturale miglioramento della postura; riuscendo a stare ben eretto, con la colonna vertebrale con le sue curve fisiologiche, le spalle abbassate e rilassate e la corretta distribuzione del peso del corpo, di conseguenza in ogni attività che andrai a compiere sarai in grado di scegliere automaticamente la posizione in cui il corpo può funzionare al meglio e senza rischi per la tua muscolatura.

Anche la tua schiena sarà notevolmente più forte, ma non solo, potrai notare come aumenterà la tua elasticità, permettendoti di compiere movimenti che prima non riuscivi a fare o per cui facevi molta fatica a causa della rigidità soprattutto della zona lombare. Di conseguenza migliorerai tutta la tua catena cinetica posteriore!

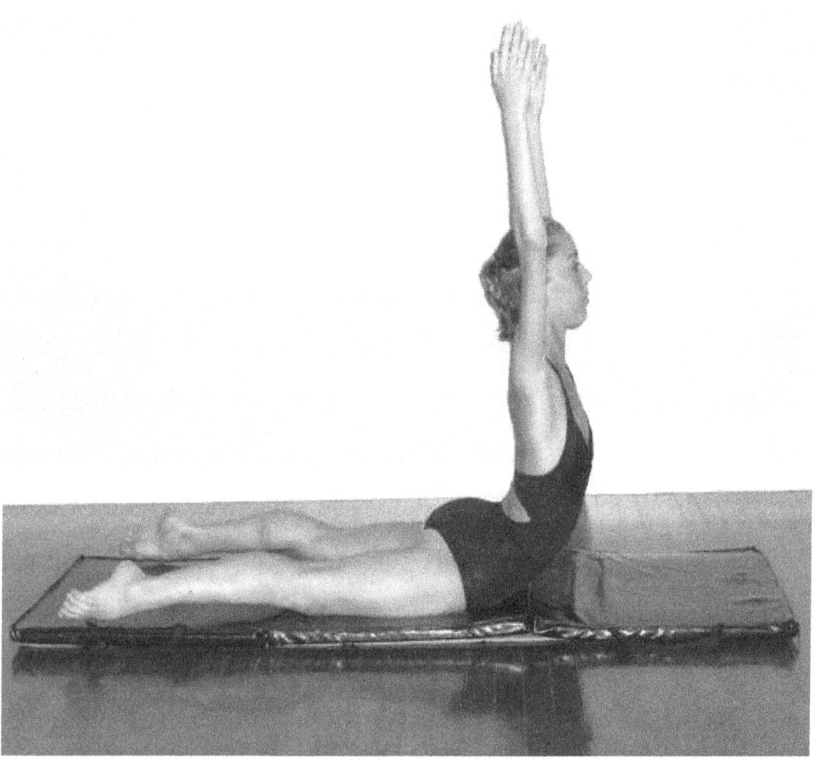

La **precisione** è fondamentale per trarre la maggior efficacia e i migliori benefici da ogni esercizio, bisogna cercare la perfezione in ogni fase. La precisione deriva dal controllo dei movimenti e da essa a sua volta ha origine il bilanciamento corretto dei muscoli che nella vita di tutti i giorni può essere visto come **l'economia del movimento**.

SEGRETO n. 7: per trarre efficacia dagli esercizi del Pilates è fondamentale acquisire la precisione in ogni movimento. Per riuscire in questo ci vorranno grande concentrazione, allenamento costante e pazienza.

All'inizio il Pilates fu praticato soprattutto dai danzatori, che lo utilizzavano per rinforzare la muscolatura, per migliorare la loro concentrazione e per creare una maggiore stabilità al loro corpo estremamente flessibile. In Italia però non ha mai avuto molto successo, e oggi al Pilates non è ancora riconosciuta la grande importanza che invece ha acquisito negli Stati Uniti. Sarebbe importante per questa categoria di sportivi cominciare a inserire fortemente nelle scuole di danza un programma di Pilates, per permettere agli allievi più grandi di migliorare il proprio corpo e colmare alcune lacune che la danza lascia. Per gli sportivi più giovani tutto questo invece non può che aiutarli nella loro fase di crescita. Siamo convinti che grazie a questo nuovo approccio nella danza, così come avviene negli Usa, si potrebbero vedere presto ballerini giovani, fisicamente sempre più pronti e all'altezza dei loro colleghi americani.

Il grosso vantaggio di questo metodo è che è adatto a tutti, non solo a categorie specifiche come possono essere i ballerini; o meglio, come diceva il suo fondatore, il Pilates è adattabile a tutti, uomini, donne e bambini indipendentemente se abbiano o meno già praticato sport, e può essere iniziato a qualsiasi età poiché prevede esercizi di vari livelli, dai più semplici ai più complessi.

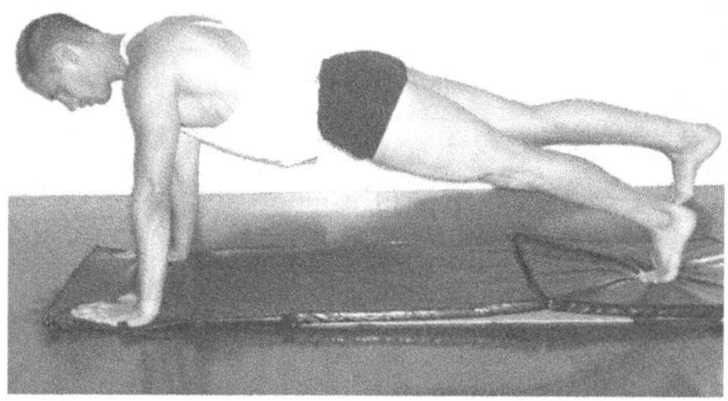

È possibile praticare il Pilates in uno studio professionale, seguiti singolarmente oppure in gruppo, ma ancor meglio lo potrai praticare a casa tua, grazie all'utilizzo del nostro manuale e a tutti gli esercizi che ti andremo a insegnare. Potrai allenarti a casa utilizzando strategie e tecniche d'allenamento che ti permetteranno di lavorare con tutto il corpo.

Pensa a quando dopo una giornata stressante e stancante non hai voglia di recarti in palestra o di uscire di casa e andare a fare un po' di movimento, non ti è mai successo? Con il Pilates ti basterà solamente l'ausilio di un materassino, un asciugamano, un abbigliamento comodo a piedi scalzi e senza nulla che possa darti fastidio (come anelli, collane o altro) per poterti allenare in modo corretto! E seguendo alcuni degli esercizi che ti mostreremo in questo ebook potrai allenarti e stare bene con te stesso e con il tuo corpo. Ti sentirai meglio e sarai più attivo, e al termine della seduta di allenamento, o meglio della lezione, sarà incredibile, ma avrai ancora più energie di quando hai cominciato.

Il Pilates può essere molto utile anche per le persone più anziane che desiderano ritrovare l'elasticità del corpo e allo stesso tempo tenere la mente allenata e sempre giovane. Negli anziani l'organismo non funziona più come in un ragazzo di vent'anni anche perché non è più così stimolato, per questo è importante mantenerlo in allenamento, così da migliorare alcune funzioni che possono creare qualche problemino, come ad esempio la circolazione sanguigna o l'afflusso del liquido che lubrifica i legamenti e le articolazioni.

Per poter trarre i maggiori benefici gli allenamenti dovrebbero essere seguiti almeno due o tre volte alla settimana. Per coloro che si avvicinano per la prima volta al Pilates sarebbe indicato seguire all'inizio anche qualche lezione di gruppo grazie alle quali, con l'istruttore che ti segue, potrai verificare se quello che stai facendo è corretto.

La cosa più importante ora è capire come il Pilates potrà migliorare le tue qualità fisiche, e scoprire gli esercizi base con cui iniziare già da subito gli allenamenti. Grazie a questi esercizi riuscirai a mettere in moto il tuo corpo e a riprenderti la giusta forma fisica che ti spetta.

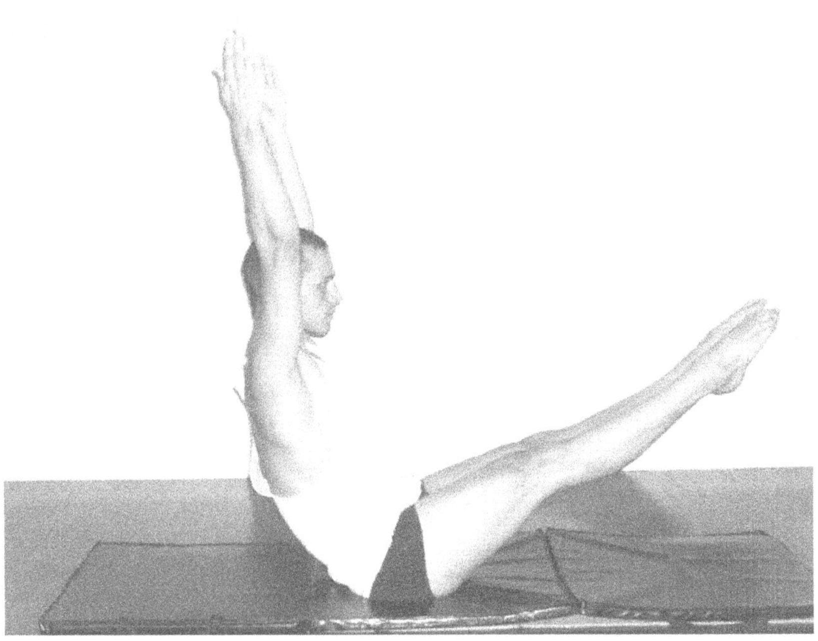

Un'altra categoria di persone che sicuramente trarrebbero grandi vantaggi da questo allenamento sono le donne. Donne alla ricerca di una migliore forma fisica ed estetica, ma anche donne in gravidanza. Infatti anche le donne in gravidanza, con l'obiettivo di preparare la postura e la muscolatura per un parto efficiente e per un post parto più in salute, sono dei soggetti ideali per la pratica del Pilates.

Per seguire le lezioni di Pilates durante la gravidanza sarebbe opportuno che le donne interessate conoscessero già abbastanza bene il metodo e quindi sappiano quali siano i movimenti che potrebbero creare fastidi e quali invece giovamenti. Quindi se sei una donna in gravidanza prima di iniziare qualsiasi allenamento chiedi un parere del tuo ginecologo e l'aiuto di un istruttore di Pilates qualificato. Si sconsigliano le lezioni di gruppo e l'allenamento autonomo a casa. La cosa migliore è aspettare e iniziare subito dopo il parto in uno studio professionale.

Molte donne famose dello spettacolo utilizzano questa disciplina per tornare in piena forma non solo dopo il parto, ma anche dopo periodi di inattività, per dimagrire in modo serio e concreto e per avere un corpo tonico e agile.

Un altro dei principi fondamentali che stanno alla base del Pilates è la **fluidità dei movimenti**. Sia nello sport che nella vita di tutti i giorni qualsiasi movimento dovrebbe essere compiuto con la maggiore naturalezza e fluidità possibile per ricavarne la massima efficacia, ma non sempre si dà la giusta importanza a questo aspetto.

I più grandi atleti compiono gesti complicati in una maniera così fluida da sembrare quasi banali. Certamente non è semplice riuscire a fare ciò, poiché bisogna acquisire una notevole coordinazione muscolare (sia intermuscolare, ovvero tra più muscoli, che intramuscolare, tra le fibre di uno stesso muscolo) che permetta ai muscoli e al corpo di ottimizzare qualsiasi gesto eseguendolo nel modo più efficace possibile. Ogni azione motoria sarà ancor meglio eseguita e tenuta sotto controllo se il nostro addome sarà forte e ben bilanciato. L'obiettivo di tutti gli esercizi del Pilates è riuscire a rendere il movimento armonioso, senza scatti. Ogni ripetizione deve essere eseguita con il massimo controllo, seguendo il naturale ritmo della respirazione.

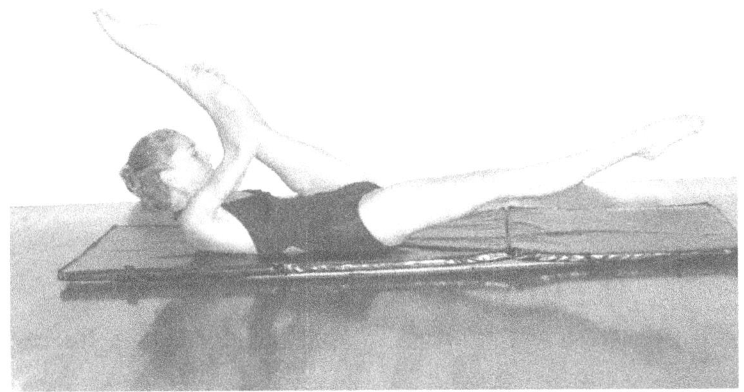

Sarà la fluidità e la continuità di movimento a permetterti di rendere ogni movimento uniforme e armonioso. Per riuscire a fare questo bisognerà rinforzare bene la muscolatura addominale in modo che sia in grado di farti eseguire ogni esercizio con controllo, seguendo il ritmo della tua respirazione.

SEGRETO n. 8: una volta acquisito un buon controllo del corpo potrai lavorare sulla fluidità, che è fondamentale in ciascun movimento di ogni esercizio. Inoltre imparando a respirare bene riuscirai a seguire il ritmo della tua respirazione in ogni ripetizione.

In questo metodo, molto importante è la posizione di partenza, dalla quale deve iniziare tutto il lavoro; essa è definita **posizione neutra**. Con questa espressione si vuole indicare la corretta posizione che deve assumere la colonna vertebrale, che deve essere ben allineata e nel rispetto della sua fisiologia.

Le curve fisiologiche della nostra colonna sono quattro: una lordosi a livello cervicale, una cifosi toracica, un'altra lordosi a livello lombare e una cifosi sacrale. Lo scompenso anche solo di una di queste curve può causare l'insorgere di patologie e può alterare in maniera errata la tua postura, per questo motivo nel Pilates si deve lavorare sempre assecondando queste curve fisiologiche che la natura ci ha fornito, senza cercare di modificarle.

Alcuni sport come ad esempio il ciclismo, a causa del lungo tempo passato sulla bicicletta, alterano queste curve e per questo sarebbe molto importante alla fine di ogni allenamento aiutare l'apparato muscolo-scheletrico a ritrovare le naturali curve della schiena, riuscendo a dare beneficio a tutta la catena cinetica posteriore del corpo. Anche nella danza a volte, cercando di esasperare l'extrarotazione delle anche, si chiede di effettuare una retroversione del bacino troppo accentuata, che va a inficiare sulla curva lombare. Come nello sport anche nella vita di tutti i giorni, purtroppo a causa di posture scorrette, delle quali abbiamo parlato precedentemente, il naturale allineamento della colonna vertebrale è alterato. Per questo motivo il Pilates si è rivelato in questi ultimi anni una delle attività migliori per ridare armonia e postura corretta al corpo. Lavorando in modo funzionale sul tuo corpo riuscirai a diminuire il rischio di scompensi e patologie alla colonna vertebrale.

SEGRETO n. 9: la posizione neutra consiste nel corretto allineamento della colonna vertebrale e delle sue curve fisiologiche.

Sarà essenziale poi riuscire a trovare la propria posizione neutra, perché vi possono essere delle piccole differenze tra ognuno di noi, e riuscire a mantenerla per eseguire correttamente tutti gli esercizi.

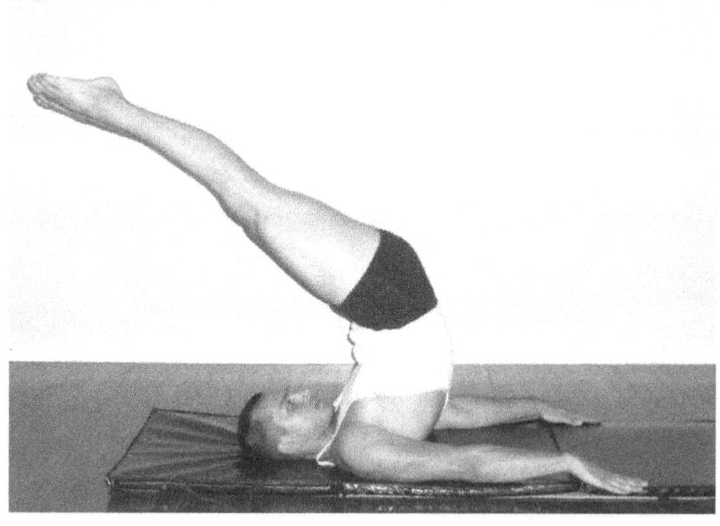

Abbiamo citato tutti i sei principi fondamentali del Pilates che, lo ricordiamo, sono: **concentrazione**, **controllo**, **respirazione**, **fluidità**, **centralizzazione** e **precisione**, ma vorremmo ricordarti ancora che per riuscire a rendere efficace ogni movimento, ogni esercizio, dovrai acquisire la consapevolezza del tuo corpo e dovrai imparare ad ascoltarlo. La consapevolezza ti permetterà poi di migliorare i principi sopra citati: aumenterai il controllo, troverai il centro del corpo, imparerai a respirare bene e riuscirai ad allenarti nella maniera corretta.

Ricordati, l'attività motoria non deve essere vista come un obbligo, come qualcosa che sei costretto a fare o una punizione, ma dovrebbe essere il momento in cui ti prendi cura del tuo corpo, dove migliori la tua forma fisica e il tuo benessere.

RIEPILOGO DEL GIORNO 1:

- SEGRETO n. 1: Joseph Pilates si appassionò all'attività fisica per cercare di sviluppare un corpo sano e robusto, che la natura non gli aveva fornito. Il Pilates non ha l'obiettivo di curare, ma di migliorare, attraverso l'allenamento, lo stato di salute delle persone.
- SEGRETO n. 2: il Pilates, rinforzando in maniera significativa tutta la tua muscolatura addominale, ti permetterà di prevenire tutti i dolori che sono causati da atteggiamenti posturali scorretti.
- SEGRETO n. 3: è fondamentale mantenere la concentrazione in ogni fase degli esercizi per riuscire a eseguire correttamente qualsiasi movimento.
- SEGRETO n. 4: per riuscire a mantenere la posizione corretta durante ogni movimento è necessario acquisire un adeguato controllo della muscolatura e diventare consapevoli del proprio corpo.
- SEGRETO n. 5: respirare bene è difficile, perché spesso viene data poca importanza alla respirazione, ma per una corretta esecuzione degli esercizi è opportuno saper respirare in modo appropriato.

- SEGRETO n. 6: il centro del corpo è la zona da cui deve partire ogni movimento, il "serbatoio" dell'energia. Con un centro del corpo stabile, ad ogni movimento potrai distendere e allungare i tuoi muscoli in modo corretto e senza rischi.
- SEGRETO n. 7: per trarre efficacia dagli esercizi del Pilates è fondamentale acquisire la precisione in ogni movimento. Per riuscire in questo ci vorranno grande concentrazione, allenamento costante e pazienza.
- SEGRETO n. 8: una volta acquisito un buon controllo del corpo potrai lavorare sulla fluidità, che è fondamentale in ciascun movimento di ogni esercizio. Inoltre imparando a respirare bene riuscirai a seguire il ritmo della tua respirazione in ogni ripetizione.
- SEGRETO n. 9: la posizione neutra consiste nel corretto allineamento della colonna vertebrale e delle sue curve fisiologiche.

GIORNO 2:
Scopri i benefici del Pilates

Nel primo capitolo ti abbiamo raccontato la storia del Pilates, come nasce, chi fu il suo fondatore e abbiamo cercato di farti capire cos'è veramente il metodo Pilates. Abbiamo inoltre analizzato i sei principi fondamentali che stanno alla base di questo metodo e che è importante tenere sempre a mente, te li ricordi?

In successione sono: **concentrazione**, **controllo**, **respirazione**, **fluidità**, **centralizzazione**, **precisione**. Sarà molto importante memorizzare bene questi principi in quanto per ottenere i massimi risultati e benefici dal metodo Pilates dovrai cercare di soddisfarli tutti quanti.

In questo secondo capitolo vogliamo spiegarti tutti i benefici che potrai avere allenandoti con questo metodo e seguendo le indicazioni che ti daremo. Iniziamo con l'elencare i numerosi benefici di cui potrai giovarti e in seguito li analizzeremo per te uno alla volta e cercheremo di fornirti tutte le spiegazioni che desideri nel modo più comprensibile.

Ecco cosa il Pilates permette di fare:

- migliora la capacità cardiovascolare;
- aiuta a respirare meglio;
- rinforza e tonifica la parete addominale;
- aiuta ad assottigliare il girovita (VIA LA PANCIA!);
- migliora la postura;
- aiuta a prevenire i dolori alla schiena;
- migliora la forza;
- non aumenta eccessivamente la massa muscolare;
- aiuta a mantenere una mente sveglia e attiva;
- aiuta a eliminare la cellulite;
- aiuta a dimagrire;
- diminuisce lo stress;
- migliora lo stile di vita;
- aumenta l'elasticità muscolare;
- migliora la mobilità articolare;
- può integrare e ottimizzare efficacemente qualsiasi tipo di allenamento e attività sportiva.

Vediamo ora punto per punto, per capire come il Pilates può fare tutte queste cose: partiamo dal primo punto.

Migliora la capacita cardiovascolare

Ma cos'è la capacità cardiovascolare? Forse quando leggi tutti i benefici del Pilates che molti libri e riviste elencano, ti sarai chiesto: "Ma cos'è?" oppure "Ma cosa vuol dire?", ecco, noi ti forniremo le risposte.

La capacità cardiovascolare non è altro che la quantità di sangue che il tuo cuore riesce a pompare con ogni singolo battito. Nelle persone sedentarie che non praticano costantemente attività fisica questa capacità tende a ridursi, riducendo così l'apporto di sangue (e di conseguenze di ossigeno) a tutto il corpo. Con il passare degli anni se i vasi, le vene e le arterie nelle quali scorre il sangue non sono stati "allenati", si irrigidiscono e il sangue farà più fatica a scorrere al loro interno e questo, soprattutto con l'avanzare dell'età, aumenta i rischi di alcuni problemi circolatori, essendo anche l'età una causa dell'irrigidimento dei vasi sanguigni.

Questo discorso è ancora più importante se pensi che quando sei sotto sforzo il tuo cuore dovrà pompare più sangue per far arrivare più ossigeno e sostanze nutritizie ai muscoli, e trovando degli impedimenti che possono essere tra le altre cose dei vasi poco elastici, farà più fatica e la tua frequenza cardiaca si alzerà facendoti sforzare più del necessario; inoltre i muscoli non saranno nutriti al meglio e non potranno rendere al massimo.

Tutto ciò è importantissimo se fai attività fisica anche solo occasionalmente, ma è altrettanto importante nella vita di tutti i giorni, basti pensare a tutte le situazioni in cui sei sotto sforzo e non essendo allenato fai fatica, pur essendo una cosa semplice come salire le scale o portare le borse della spesa.

SEGRETO n.10: il Pilates ti aiuta a migliorare la tua capacità cardiovascolare diminuendo il rischio dell'insorgenza di problemi circolatori e migliorando la tua salute generale.

Aiuta a respirare meglio

Sai respirare? La risposta a questa domanda sarà alquanto banale e immediata, mentre per la prossima domanda che ti porrò la risposta non sarà così scontata: *Sai respirare bene?* Il moderno stile di vita a cui siamo sottoposti è fatto di innumerevoli stress psico-fisici ci hanno portato a respirare male, o meglio a non saper più respirare bene!

Quando siamo a riposo, la muscolatura dovrebbe intervenire solamente nella fase di inspirazione, mentre l'espirazione dovrebbe essere una naturale conseguenza e avvenire passivamente. Insomma quasi tutto il lavoro dovrebbe essere svolto dal muscolo inspiratorio principale, ovvero il diaframma, mentre il resto del lavoro è svolto principalmente dai muscoli intercostali e dagli altri muscoli respiratori.

Durante uno sforzo fisico invece la situazione è differente, poiché i muscoli respiratori accessori che prima erano meno attivi, adesso lo sono di più poiché bisogna aumentare il volume della gabbia toracica diminuendo la pressione al suo interno. La gabbia toracica viene così alzata da questi muscoli e si ha la respirazione definita "costale".

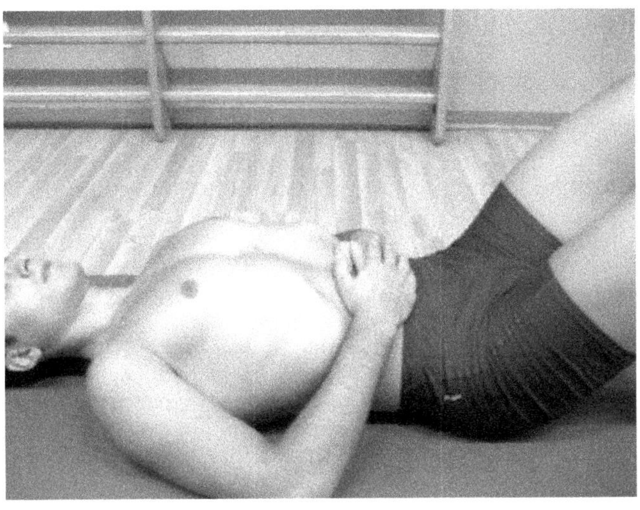

Al giorno d'oggi la maggior parte della popolazione respira senza dare importanza all'espirazione, si può dire che sia quasi in inspirazione continua con il diaframma abbassato. Una cattiva respirazione può aumentare lo stress psico-fisico, può causare problemi di ansia, false aritmie, problemi di pressione e può alterare la tua capacità cardiovascolare, quella che abbiamo descritto prima. Una corretta respirazione può aiutarti a migliorare il tuo stile di vita, migliora la tua capacità aerobica, la pressione sanguigna e inoltre ti permette di diminuire lo stress, un punto importante che affronteremo più avanti in questo capitolo.

Nel Pilates si utilizza una respirazione che viene chiamata **bilaterale**, o semplicemente laterale, ed è molto importante perché aiuta a mantenere costante la contrazione della muscolatura addominale. Tra i muscoli che compongono la parete addominale riveste una grande importanza in questo caso il **muscolo trasverso dell'addome**, che è un muscolo espiratorio e che contribuisce al mantenimento di una corretta postura, inoltre contraendosi salvaguarda la colonna vertebrale durante i movimenti. Questo muscolo funge da cintura per la parete addominale ed è in grado di **trattenere la pancia in dentro**. Come abbiamo detto, è un muscolo espiratorio e quindi per allenarlo bisogna espirare profondamente quando si contraggono gli addominali.

SEGRETO n. 11: respirare correttamente migliora il tuo stile di vita, la tua capacità aerobica, la pressione sanguigna, la capacità cardiovascolare e ti aiuta a diminuire lo stress. Nel Pilates si utilizza una respirazione bilaterale che richiama l'intervento del muscolo trasverso dell'addome.

Ma come bisogna fare per attuare la respirazione bilaterale?
Prova a mettere le mani l'una sull'altra sopra il tuo addome.

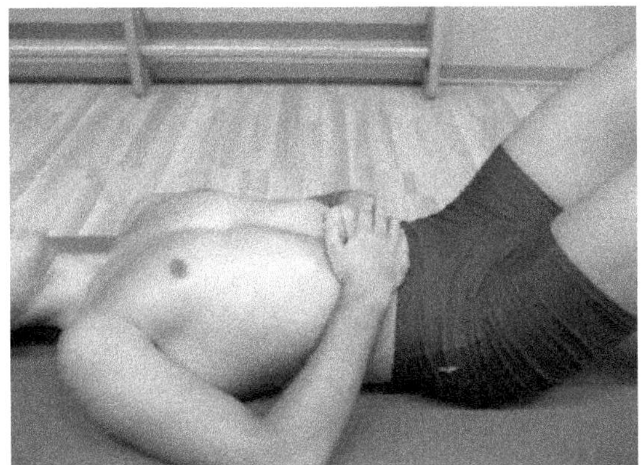

Ora, inspira gonfiando la pancia, noterai che le tue mani si solleveranno verso l'alto.

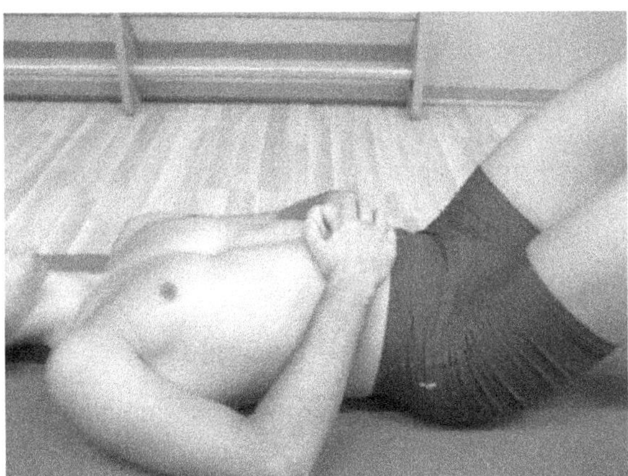

Ora prova a fare la stessa cosa, tenendo sempre le mani appoggiate sopra il tuo addome, ma scava gli addominali (tira dentro la pancia) più che puoi.

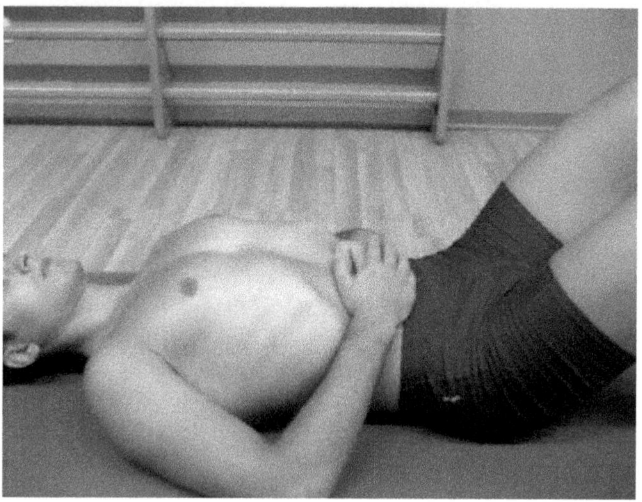

Le tue mani non si dovranno muovere e dovrai cercare di espandere la tua cassa toracica lateralmente e posteriormente. Cerca sempre di mantenere gli addominali ben scavati e contratti, questa è la respirazione bilaterale che viene utilizzata nel Pilates.

Rinforza e tonifica la parete addominale

Nel nostro corpo sono presenti molte centinaia di muscoli, 656 per essere più precisi, sono circa tre per ogni osso del nostro scheletro. Questo ti farà pensare quindi che è impossibile allenare solo un muscolo alla volta, il cosiddetto "isolamento" che si sente nelle palestre e tra i body builder. Durante ogni movimento entrano in gioco i muscoli chiamati **agonisti**, che sono i diretti responsabili del movimento stesso, i muscoli **antagonisti** i quali, mentre gli agonisti si contraggono, si allungano e si rilassano; inoltre entrano in gioco tutti quei muscoli che sono chiamati **stabilizzatori**, che ti permettono di mantenere una determinata postura per compiere qualsiasi movimento. Mentre i muscoli stabilizzatori hanno la funzione di generare e poi di controllare il movimento, i muscoli cosiddetti **mobilizzatori** hanno la funzione di produrre il movimento.

Nel Pilates rivestono una grandissima importanza i muscoli addominali, e in tutti gli esercizi sarà fondamentale che tu mantenga sempre ben scavato l'addome in modo da allenare anche i muscoli più profondi. I muscoli addominali sono quindi sia muscoli stabilizzatori che mobilizzatori, perciò rinforzandoli avrai un maggiore controllo e consapevolezza dei tuoi movimenti. Gli addominali fanno parte di quella zona del corpo chiamata, nel Pilates, powerhouse.

I muscoli che compongono la parete addominale sono: **muscolo retto dell'addome, muscolo obliquo interno, muscolo obliquo esterno, muscolo trasverso dell'addome**.

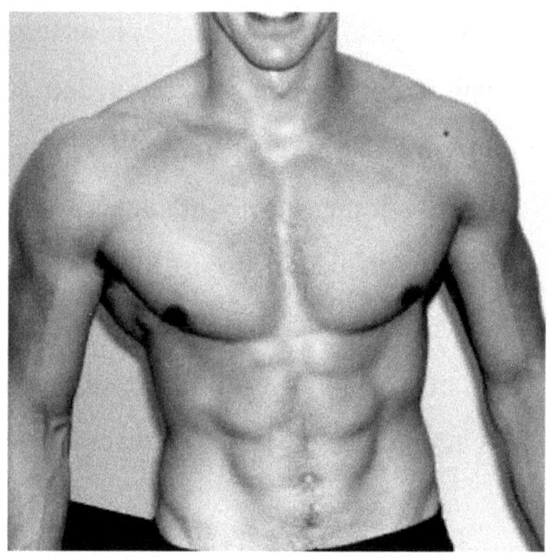

La funzione principale del muscolo retto dell'addome è quella di flettere il tronco; inoltre agisce come muscolo espiratorio accessorio; i muscoli obliqui invece hanno due funzioni: inclinare lateralmente il busto e, insieme al muscolo retto dell'addome, flettere il tronco; infine il muscolo meno conosciuto fra gli addominali, ma che già ti abbiamo citato prima, ovvero il muscolo trasverso dell'addome, che ricordiamo ha una funzione espiratoria e trattiene la pancia all'interno, e quindi ha una funzione anche estetica.

SEGRETO n. 12: nel Pilates i muscoli addominali hanno un'importanza fondamentale poiché essendo muscoli stabilizzatori e mobilizzatori producono, controllano e generano il movimento.

Aiuta ad assottigliare il girovita

Al giorno d'oggi, dove la moda e l'estetica la fanno da padrone, probabilmente avrai pensato almeno una volta: "Voglio la pancia piatta!" Ma come fare? Meglio allenarsi seriamente o meglio prendere tutti quei prodotti che pubblicizzano ogni giorno alla televisione e che promettono miracoli in poco tempo e senza nessuno sforzo? È facile farsi abbindolare da certe pubblicità, sono fatte apposta, ma se provi a pensare veramente quello che ti stanno proponendo, capirai che è una strada sicuramente più facile, ma che non ti porterà ai risultati che vuoi ottenere!

Se sarai costante con l'allenamento, oltre a sentirti meglio con te stesso, riuscirai a raggiungere i tuoi obiettivi e il Pilates ti potrà dare una grossa mano in tutto questo! Grazie all'intenso lavoro che gli addominali devono compiere durante tutta la durata dell'allenamento sentirai e vedrai i benefici di questa splendida disciplina.

SEGRETO n. 13: il Pilates ti aiuterà ad assottigliare il tuo girovita grazie a un allenamento costante che permetterà di lavorare intensamente con i tuoi addominali.

Ti basterà seguire i nostri consigli su come allenarti, quali esercizi eseguire e un regime alimentare sano e corretto, che ti mostreremo, e potrai notare i miglioramenti.

Migliora la postura

Purtroppo una cosa che in pochi curano con la dovuta importanza è la postura corretta, che è responsabile dei molti dolori che, a fine giornata o dopo una settimana di lavoro, si manifestano e rischiano di rovinarti il week-end e magari non ti permettono di allenarti.

Grazie al metodo Pilates potrai migliorare sensibilmente la tua postura perché si tratta di un allenamento che come abbiamo già detto rinforza sensibilmente i muscoli addominali, fondamentali nel mantenimento della corretta postura, sia in piedi, se magari fai un lavoro che ti costringe a stare in piedi diverse ore, sia seduto, se lavori in ufficio, davanti a un computer e sei costretto a passare molto tempo sulla sedia. Avrai notato che all'inizio della giornata, appena arrivato al lavoro, ti siedi e hai una posizione abbastanza corretta, poi col passare delle ore la tua postura peggiora e a fine giornata magari cominci a sentire i primi dolori; questo è dovuto alla debolezza di fondo dei tuoi muscoli addominali.

Rinforzare la muscolatura per poter mantenere una postura corretta nel corso di tutta la giornata è fondamentale ed è come dire "la postura corretta durante il giorno allontana il medico di torno".

SEGRETO n. 14: rafforzando i tuoi addominali riuscirai a mantenere una postura corretta anche quando la stanchezza si farà sentire durante il giorno.

Aiuta a prevenire i dolori alla schiena

Perché spendere soldi e tempo per curare i dolori alla schiena quando si possono prevenire con un allenamento sano e corretto?

Sono numerosi i “mal di schiena” causati nella gran parte dei casi dal mantenimento di una postura scorretta. Con il Pilates riuscirai a rinforzare non solo i muscoli addominali, che come abbiamo detto sono importantissimi per la postura, ma potrai rinforzare tutti i muscoli più profondi vicino alla colonna vertebrale e alle pelvi, che formano una “cintura di sicurezza” per la tua schiena. Spesso in molti allenamenti si tende a rinforzare solo i muscoli più grandi, tralasciando e trascurando quelli più piccoli, ma ugualmente importanti. Tutto questo porta a uno squilibrio di forze nel corpo che aumenta il rischio di traumi.

Il Pilates non vuole tutto questo, e ti permette di costruire un corpo sano e una muscolatura uniforme, senza quegli squilibri muscolari che possono essere dannosi per la tua salute.

Tutta la powerhouse sarà rinforzata, tutta quella serie di muscoli che fanno parte del tuo “centro del corpo”, quelli che sono connessi al tronco: muscoli addominali, muscolatura del bacino, zona lombare e la parte superiore delle gambe. Il lavoro sinergico tra muscolatura addominale e lombare è responsabile della stabilizzazione del bacino, per mantenere una posizione neutra, che è poi la posizione che meglio segue la fisiologica posizione della colonna vertebrale, senza esasperare o annullare le curve della tua colonna.

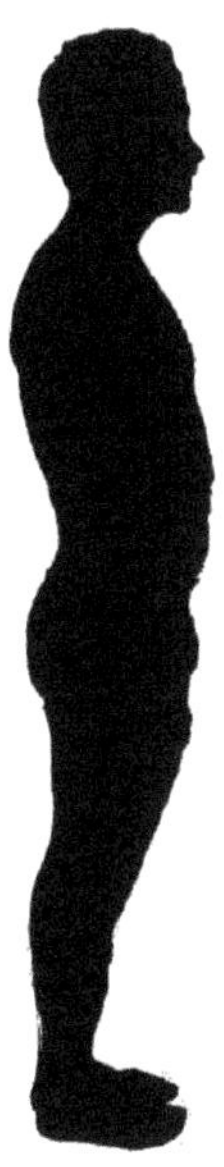

SEGRETO n. 15: grazie all'intenso lavoro a cui sarà sottoposta la muscolatura della parte centrale del tuo corpo, rinforzerai la colonna vertebrale prevenendo così i fastidiosi dolori alla schiena.

Migliora la forza

Allenandoti con il metodo Pilates riuscirai a migliorare la tua forza generale grazie agli esercizi che ti consentiranno di allenare tutta la tua muscolatura.

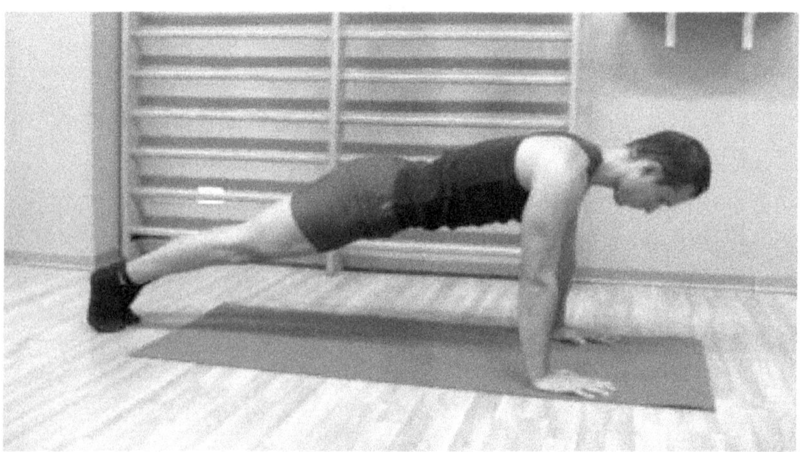

Aumentando la forza ti accorgerai che molte azioni della vita di tutti i giorni ti sembreranno più semplici, come ad esempio sollevare o trasportare dei pesi.

Altrettanto importante è sottolineare il fatto che il Pilates non andrà ad aumentare eccessivamente la tua massa muscolare, poiché ha un'azione di tonificazione generale, quindi darà tono alla tua muscolatura senza ingrossarla. Anche per questo motivo è un allenamento adatto a tutti, a chi magari non si vuole allenare in palestra perché non vuole ingrossare, soprattutto per le donne, che vogliono mantenere un fisico tonico e asciutto senza gonfiarsi: **il Pilates fa al caso vostro!**

Se invece ti alleni già in palestra, se sei uno sportivo, inserendo il Pilates nei tuoi programmi di allenamento potrai migliorare le tue performance e inoltre potrai prevenire diversi fastidiosi infortuni o dolori vari.

SEGRETO n. 16: il Pilates ti aiuta a migliorare la tua forza senza ingrossare i muscoli e ti può essere di aiuto a massimizzare il tuo allenamento.

Aiuta a mantenere una mente sveglia e attiva

Con il Pilates non solo riuscirai ad allenare nel modo più sano e corretto il tuo corpo, ma potrai allenare al tempo stesso la tua mente, che ha una parte fondamentale nel controllo della muscolatura. Nel Pilates ogni movimento deve essere pensato e capito, riuscirai a diventare consapevole del tuo corpo e acquisirai su di esso quel controllo che hai sempre desiderato. Con gli allenamenti tradizionali spesso non si pensa ai movimenti, si fanno e basta, ma così non sempre si riesce a raggiungere l'adeguato controllo sul proprio corpo.

La connessione tra mente e corpo è fondamentale per il raggiungimento dei risultati, prova a pensare agli atleti circensi, come farebbero a camminare su un filo a metri di altezza se non avessero un corpo straordinariamente allenato e una mente altrettanto esercitata per mantenere il controllo sulla muscolatura? Ricordati, ogni movimento, che è dato da una contrazione muscolare, parte sempre da un comando dato dal cervello, quindi una mente ben istruita porterà a dei movimenti migliori.

SEGRETO n. 17: grazie al Pilates potrai allenare contemporaneamente mente e corpo, e diventerai più consapevole di te stesso.

Aiuta a eliminare la cellulite

Questo punto probabilmente interesserà di più le donne, ma anche noi uomini dovremmo darci un'occhiata perché potrebbe riguardarci.

La cellulite, uno dei più famosi e fastidiosi inestetismi che da sempre si cerca di combattere, vuoi con creme miracolose, vuoi con massaggi, vuoi con pillole; ma cos'è veramente la cellulite e come si può combattere?

La cellulite è un inestetismo cutaneo ed è legata fortemente agli ormoni femminili che favoriscono il deposito di grasso nel tessuto sottocutaneo ed è realmente una malattia dei tessuti che va curata e meglio ancora prevenuta, ma più spesso è causata dallo stress, dalla scarsa attività fisica, da un'alimentazione scorretta o da alcuni indumenti troppo stretti che possono bloccare la circolazione. Sono le donne le più colpite da questa malattia e le zone del corpo più colpite sono: cosce, glutei, ginocchia, caviglie, addome e braccia.

Grazie al Pilates potrai contribuire a combattere la cellulite poiché i suoi esercizi favoriscono la circolazione e il drenaggio dei liquidi, principali cause della cellulite.

Aiuta a dimagrire

Il metodo Pilates, se accompagnato a uno stile di vita sano ed equilibrato, ti può aiutare a dimagrire anche se, non essendo un allenamento aerobico, non consente di bruciare grassi come possono fare altre attività quali la corsa, la bicicletta ecc.

Il Pilates è un metodo di allenamento, una ginnastica che ti aiuta a migliorare la postura e tonificare la tua muscolatura, perciò va ad agire anche sul tuo metabolismo basale, che è il tuo minimo dispendio energetico giornaliero e che, aumentando, può favorire un maggior consumo calorico (e quindi di grassi). Il nostro consiglio quindi, per chiunque, è quello di allenarsi col metodo Pilates per tonificare in modo generale il corpo, di condurre uno stile di vita sano ed equilibrato grazie ai consigli che ti forniremo nei prossimi capitoli, e se hai necessità o vuoi perdere maggiormente peso, abbina al Pilates un allenamento aerobico.

SEGRETO n. 18: il Pilates ti aiuta a combattere la cellulite favorendo la circolazione e il drenaggio dei liquidi e inoltre ti può aiutare a dimagrire in quanto innalza il metabolismo basale.

Diminuisce lo stress

Ma che cos'è lo stress? Lo stress è uno stato di tensione psicofisica, causato da fattori esterni, come ad esempio il traffico, lo studio, il lavoro, i problemi familiari che però fanno parte della tua vita. Per affrontare le innumerevoli situazioni che si presentano quotidianamente spesso sei costretto a mantenere uno stato di tensione elevata, con poche o nessuna pausa di rilassamento non solo fisico ma anche mentale e nei momenti più difficili il sistema nervoso risente maggiormente di questi fattori provocandoti ansia.

Accompagnati all'ansia puoi sentire i battiti del cuore (frequenza cardiaca) e il respiro accelerati, così come la contrazione muscolare: ciò è dovuto a degli ormoni che l'organismo mette in circolo in risposta a queste sollecitazioni. Quando ti senti stressato non riesci a dormire bene, perciò sei più stanco, non respiri bene, sei più irritabile, ti arrabbi per delle cose che normalmente non ti farebbero arrabbiare e i piccoli ostacoli diventano grattacieli insormontabili, portandoti a una situazione di ansia cronica.

Tutto questo è dovuto al fatto che sostanze importanti come quelle per dormire bene come la **serotonina**, quelle per regolare i livelli di energia nel corpo come la **noradrenalina** e quelle per la produzione di endorfine coinvolte nel controllo delle attività nervose come la **dopamina**, per causa di tutti questi fattori non funzionano al meglio e non permettono di esplicare le loro funzioni.

L'attività fisica e in particolare quella esercitata a un ritmo non eccessivamente elevato possono aiutarti a ridurre la tensione e favoriscono il sonno.

Il Pilates, essendo un'attività che si svolge a un ritmo non troppo elevato, è una soluzione ottimale per cercare di alleggerire la tensione accumulata. Fondamentale è mantenere la concentrazione su quello che si sta facendo, sullo svolgimento degli esercizi, seguendo il tuo ritmo respiratorio, senza pensare ai problemi o a quello che è accaduto durante la giornata, mantenendo una stretta relazione tra corpo e mente. Così facendo diminuirai i livelli di tensione muscolare che si sono venuti a creare e le sostanze che prima funzionavano male (serotonina, noradrenalina, dopamina) tornano a funzionare correttamente.

Migliora lo stile di vita

Grazie al Pilates quindi potrai migliorare il tuo stile di vita. Se ti sentirai bene con il tuo corpo starai meglio anche con te stesso, sentirai meno la fatica, riuscirai a prevenire fastidiosi dolori e diminuirai lo stress, che a lungo andare può essere anche causa di gravi malattie. Tutto questo lo farai consapevole che seguendo il metodo Pilates allenerai il tuo corpo senza "fargli del male", ma in modo sano e naturale.

SEGRETO n. 19: il Pilates ti aiuterà a diminuire lo stress, alleggerendo la tensione muscolare e facendo rilassare la tua mente. Migliorerà il tuo stile di vita generale.

Aumenta l'elasticità muscolare

Una componente importante che a volte si sottovaluta nell'allenamento e che molti, soprattutto i meno esperti, tendono a considerare erroneamente secondaria, è l'elasticità muscolare.

L'elasticità consente ai muscoli di immagazzinare energia, che successivamente viene rilasciata nella fase della contrazione, aumentando così la forza prodotta dal muscolo. Migliorando la tua elasticità muscolare riuscirai a migliorare l'esecuzione dei tuoi gesti e dei movimenti quotidiani. Potrai prevenire quei fastidiosi dolori causati da piccoli allungamenti che, su una muscolatura "corta" possono creare tensioni muscolari, portare a stiramenti e nei casi più gravi anche a strappi muscolari.

Ti accorgerai che avere una muscolatura tonica ed elastica ti faciliterà i gesti che prima ti sembravano più difficili.

Migliora la mobilità articolare

Altro fattore importantissimo è la mobilità articolare, che spesso crea grossi problemi per i movimenti.

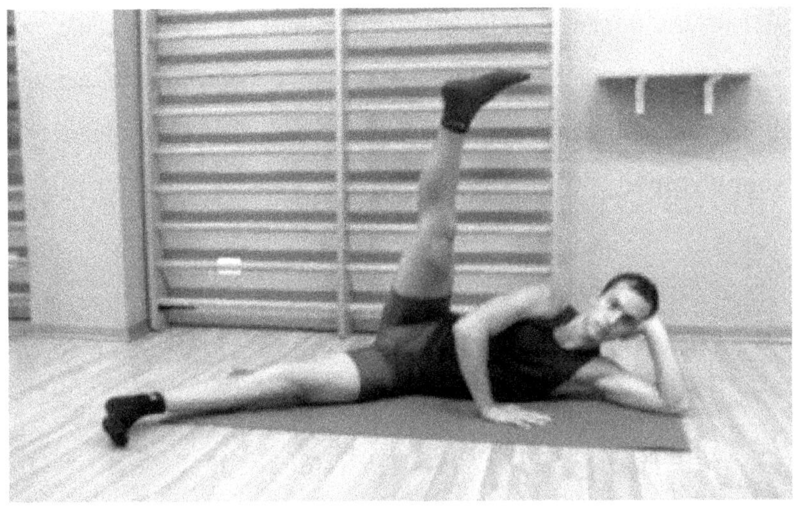

Il Pilates ti permette, con i suoi esercizi, di sviluppare e/o migliorare la tua mobilità articolare, grazie alla quale potrai compiere movimenti ampi e con la massima escursione articolare fisiologica.

SEGRETO n. 20: il Pilates potenzierà la tua elasticità muscolare e mobilità articolare in maniera naturale, migliorando qualunque tuo movimento.

Il Pilates può integrare e ottimizzare efficacemente qualsiasi tipo di allenamento e attività sportiva. Essendo adatto a tutti può ottimizzare qualsiasi tipo di allenamento. Il Pilates dalla sua "nascita" divenne subito famoso presso i ballerini, aiutandoli a migliorare notevolmente il controllo e la consapevolezza del proprio corpo.

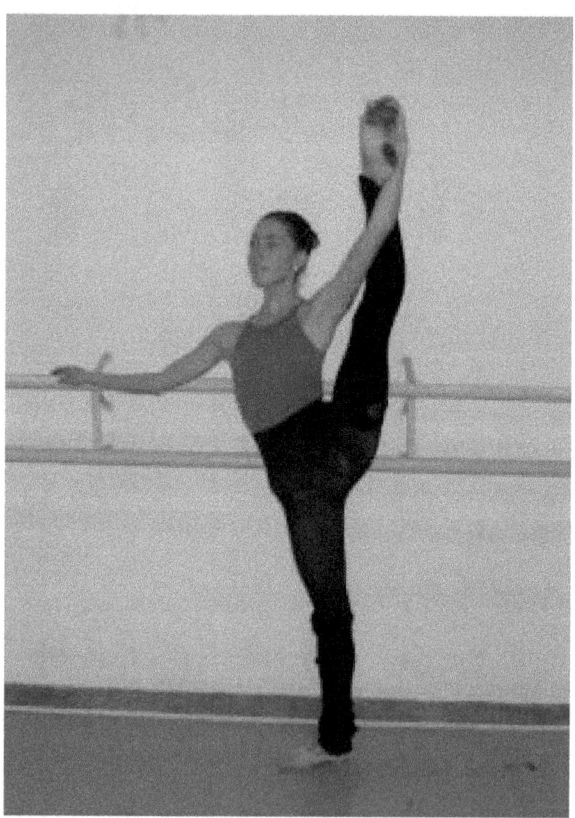

Il Pilates può essere integrato nell'allenamento di qualsiasi sport individuale, negli sport di squadra, nell'allenamento coi pesi. Grazie al Pilates potrai migliorane la tua elasticità, il tuo controllo dei movimenti e rinforzerai la tua elasticità muscolare, aiutando il tuo corpo a prevenire diversi infortuni.

Se sei uno sportivo professionista, integra i tuoi allenamenti con un allenamento settimanale di Pilates, e ti accorgerai in breve tempo come tutto il tuo corpo risponderà meglio ai tuoi allenamenti.

RIEPILOGO DEL GIORNO 2:

- SEGRETO n. 10: il Pilates ti aiuta a migliorare la tua capacità cardiovascolare diminuendo il rischio dell'insorgenza di problemi circolatori e migliorando la tua salute generale.
- SEGRETO n. 11: respirare correttamente migliora il tuo stile di vita, la tua capacità aerobica, la pressione sanguigna, la capacità cardiovascolare e ti aiuta a diminuire lo stress. Nel Pilates si utilizza una respirazione bilaterale che richiama l'intervento del muscolo trasverso dell'addome.
- SEGRETO n. 12: nel Pilates i muscoli addominali hanno un'importanza fondamentale poiché essendo muscoli stabilizzatori e mobilizzatori producono, controllano e generano il movimento!
- SEGRETO n. 13: il Pilates ti aiuterà ad assottigliare il tuo girovita grazie a un allenamento costante che permetterà di lavorare intensamente con i tuoi addominali.
- SEGRETO n. 14: rafforzando i tuoi addominali riuscirai a mantenere una postura corretta anche quando la stanchezza si farà sentire durante il giorno.
- SEGRETO n. 15: grazie all'intenso lavoro a cui sarà sottoposta la muscolatura della parte centrale del tuo corpo,

rinforzerai la colonna vertebrale prevenendo così i fastidiosi dolori alla schiena.

- SEGRETO n. 16: il Pilates ti aiuta a migliorare la tua forza senza ingrossare i muscoli e ti può essere di aiuto a massimizzare il tuo allenamento.
- SEGRETO n. 17: grazie al Pilates potrai allenare contemporaneamente mente e corpo, e diventerai più consapevole di te stesso.
- SEGRETO n. 18: il Pilates ti aiuta a combattere la cellulite favorendo la circolazione e il drenaggio dei liquidi e inoltre ti può aiutare a dimagrire in quanto innalza il metabolismo basale.
- SEGRETO n. 19: il Pilates ti aiuterà a diminuire lo stress, alleggerendo la tensione muscolare e facendo rilassare la tua mente. Migliorerà il tuo stile di vita generale.
- SEGRETO n. 20: il Pilates migliorerà la tua elasticità muscolare e mobilità articolare in maniera naturale, migliorando qualunque tuo movimento.

GIORNO 3:
Gli esercizi base del Pilates

Nel primo Giorno ti abbiamo introdotto al metodo Pilates, ti abbiamo spiegato cos'è realmente, i principi fondamentali su cui si basa e com'è nato questo favoloso metodo d'allenamento. Con il Pilates potrai allenare contemporaneamente corpo e mente fino al **raggiungimento del tuo benessere psicofisico**.

In questo terzo Giorno ti illustreremo quali sono gli esercizi che potrai svolgere a casa tua con l'aiuto di un semplice materassino e la tua voglia di allenarti e stare in salute. Gli esercizi che ti andremo a mostrare sono adatti a tutti, sia che tu sia uno/a sportivo/a o meno, poiché la loro difficoltà e intensità sarà variabile. Potrai tranquillamente svolgere questi esercizi anche se è diverso tempo che non ti alleni o se non sei in forma, basterà poco per sentire sul tuo corpo i benefici del metodo Pilates.

Nella descrizione degli esercizi useremo più volte l'espressione **"approfondisci gli addominali"**, che significa portare in dentro e in su l'ombelico. Pensa di attaccare il tuo ombelico alla colonna vertebrale e portalo leggermente in su. Dovrai cercare di tenere gli addominali sempre in questa posizione durante l'esecuzione degli esercizi.

Per prima cosa ti insegneremo la **posizione neutra in decubito supino**, che è una delle basi del Pilates, poiché sarà la posizione di arrivo e partenza di molti degli esercizi che ti andremo a spiegare. Questa posizione consente di mantenere la schiena nella sua naturale postura fisiologica, ovvero senza alterare o annullare le curve naturali della colonna vertebrale.

Descrizione dell'esercizio: come prima cosa sdraiati sul materassino, piega le ginocchia in modo da appoggiare i piedi completamente a terra. Tieni le mani lungo il corpo e rilassati, elimina tutte le tensioni presenti nel tuo corpo.

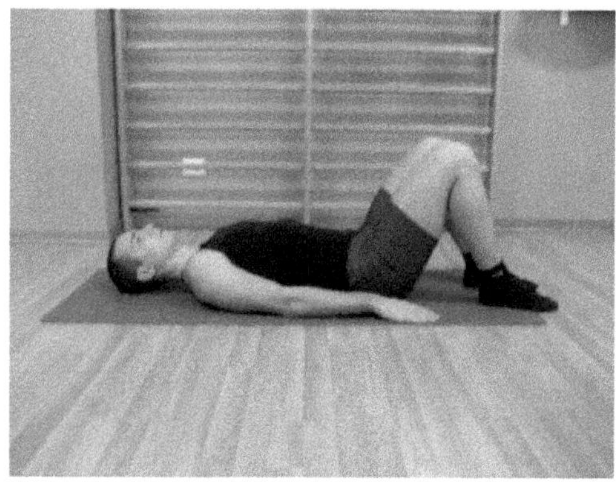

Fai attenzione, non devi appoggiare tutta la schiena a terra, ma la zona lombare dovrà seguire il suo fisiologico andamento lordotico e quindi sarà lievemente sollevata dal materassino.

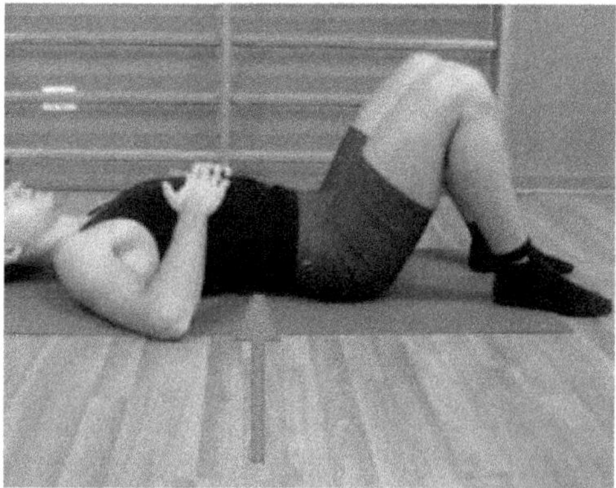

Cerca di sentire questa posizione attraverso il tuo corpo, rendila il più naturale possibile. Questo è il primo esercizio del Pilates che devi imparare.

SEGRETO n. 21: impara la posizione neutra, sdraiati sul materassino, piega le ginocchia e rilassa tutto il corpo. La zona lombare dovrà essere un po' staccata dal materassino, per mantenere la sua curva fisiologica.

Hundred

Questo è il primo esercizio con cui iniziare il tuo approccio al Pilates. Ricordati sempre che dovrai iniziare dalla posizione neutra. Questo esercizio servirà per scaldarti e stimolare la tua respirazione.

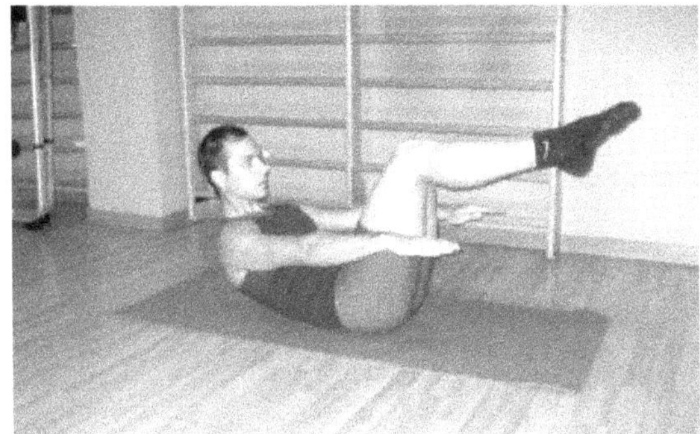

Descrizione dell'esercizio: raccogli le gambe al petto, solleva la testa e le spalle, porta le gambe in modo che si formi un angolo di 90° tra busto e cosce e tra cosce e gambe, poi solleva le braccia tese all'altezza di metà coscia. Ora, muovendo su e giù le braccia inspira per cinque tempi e successivamente espira per altri cinque tempi. Ripeti la sequenza per cinque volte. Se hai difficoltà nel mantenere la posizione delle gambe sollevate puoi eseguire l'esercizio in modo semplificato appoggiando i piedi a terra.

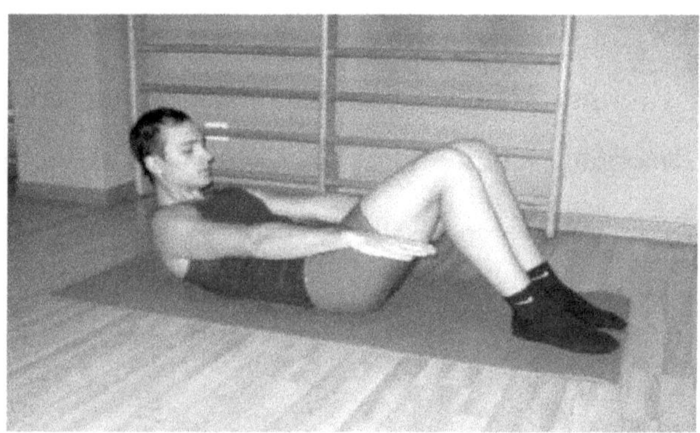

Half Roll Down

Terminato l'Hundred raccogli le ginocchia al petto e rotola in avanti in posizione seduta.

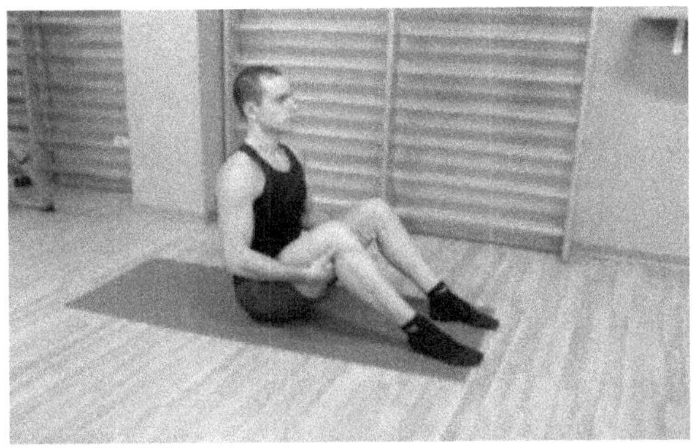

Descrizione dell'esercizio: posiziona le mani sotto le ginocchia, approfondisci gli addominali (quindi ricorda: porta in dentro e in su l'ombelico), guardati gli addominali e quindi curva bene la schiena. Inspira e vai indietro tenendo sempre gli occhi sui tuoi addominali e approfondendoli sempre di più.

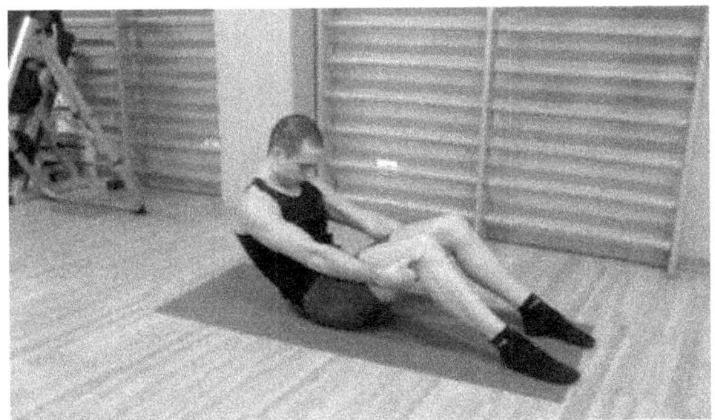

Arriva fino a stendere le braccia, poi espira e torna su con la forza degli addominali cercando di usare meno possibile la trazione delle braccia. Quando torni nella posizione iniziale mantieni la curva a C della schiena. Fai tre ripetizioni curando bene la respirazione.

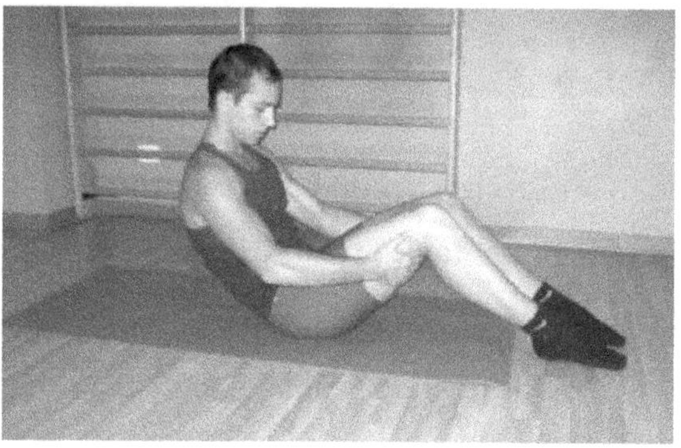

Se esegui questo esercizio con estrema facilità passa subito al Roll Up.

SEGRETO n. 22: per le prime settimane esegui l'Half Roll Down. Successivamente potrai passare al Roll Up. Cura bene il movimento degli addominali e della schiena.

Roll Up

Terminato l'Half Roll Down sdraiati sul materassino, stendi le braccia verso il soffitto e distendi le gambe in avanti.

Se ti avvicini da poco al metodo Pilates tieni le gambe lievemente piegate, altrimenti cerca di tenerle tese e con i piedi in flessione dorsale (a martello) come nella figura seguente:

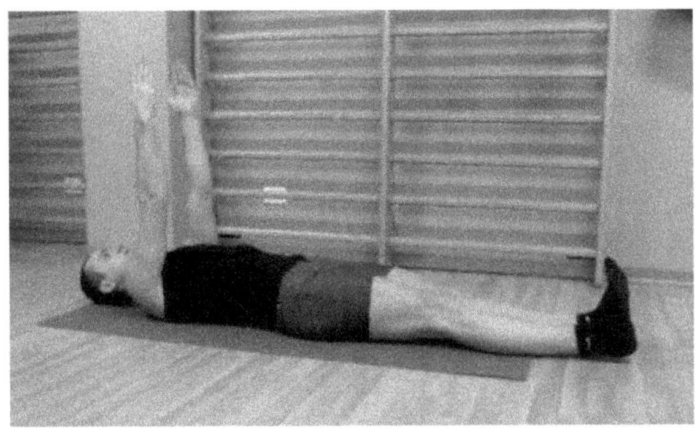

Descrizione dell'esercizio: inspira e comincia a sollevare la testa tra le braccia, espira e sali con la schiena allungandoti in avanti, lasciando la parte bassa della schiena sopra il tuo bacino (pensa di mandare l'ombelico sempre più in dentro mentre ti allunghi). Ricordandoti di approfondire bene gli addominali, facendo una curva a C con la schiena e buttando fuori tutta l'aria che hai inspirato. Inspira e torna indietro cercando di resistere con gli addominali e abbassando la schiena una vertebra dopo l'altra. Tornato nella posizione iniziale, fai altre due ripetizioni.

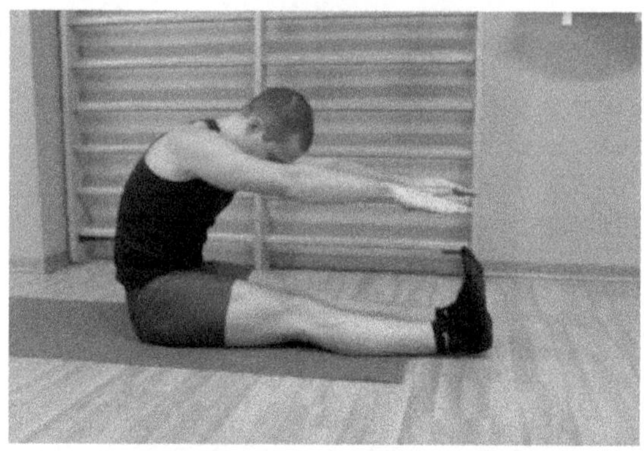

Per le prime volte per facilitare l'esercizio puoi tenere le ginocchia leggermente piegate in questo modo:

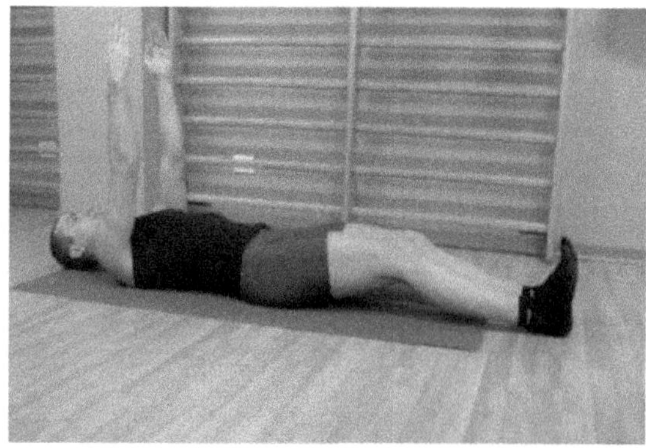

One Leg Circle

Terminato il Roll Up rimani sdraiato, avvicina i talloni ai glutei, porta una gamba al petto e stendila verso il soffitto.

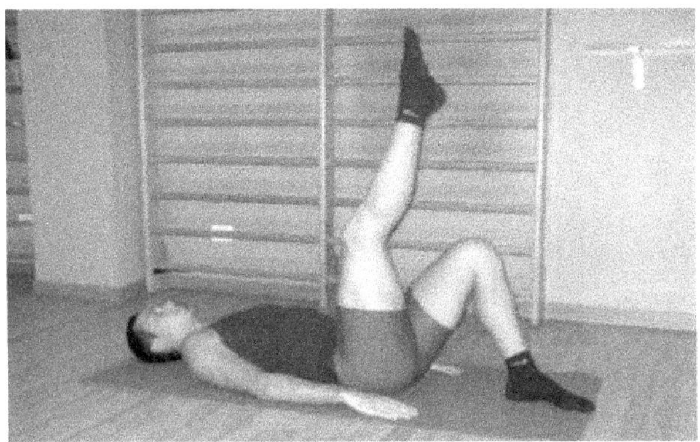

Descrizione dell'esercizio: da questa posizione esegui dei cerchi portando la gamba prima verso di te, poi verso la spalla opposta alla gamba sollevata, quindi in avanti a non meno di 45°, più o meno all'altezza del ginocchio che hai piegato, poi verso l'altra spalla, ancora verso di te e torna al centro.

Se hai difficoltà puoi eseguire questo esercizio aiutandoti con un elastico da far passare sotto il piede della gamba stesa verso l'alto, per aiutare il movimento e sentire meno il peso della gamba.

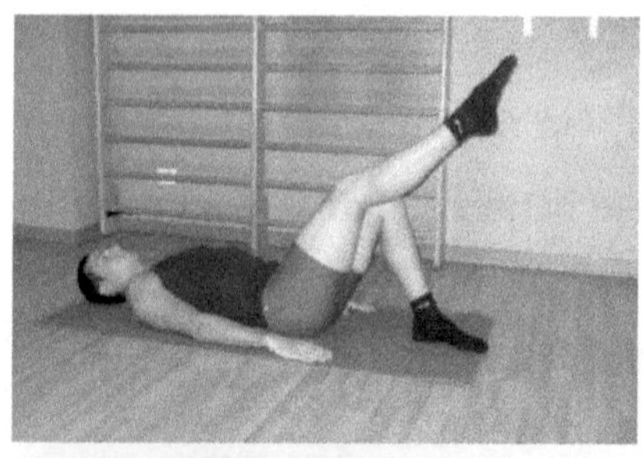

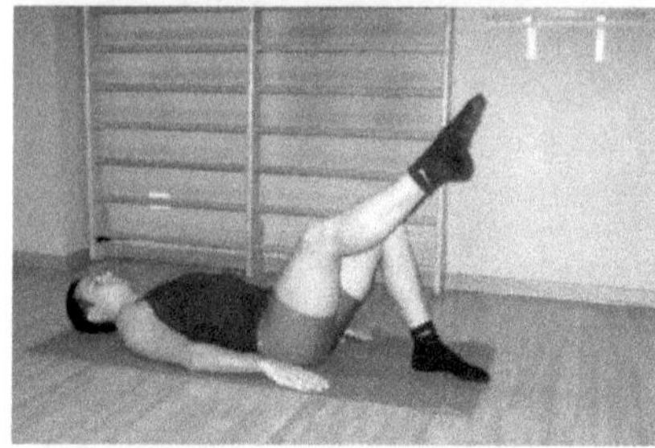

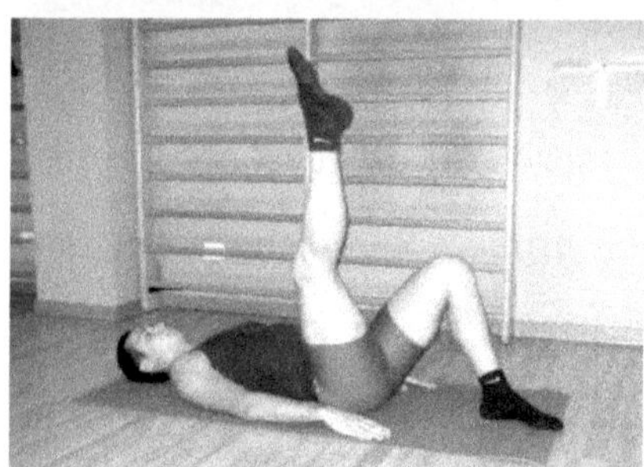

Rolling Like a Ball

Finito il One Leg Circle raccogli le gambe al petto e rotola fino a raggiungere la posizione seduta.

Descrizione dell'esercizio: dalla posizione seduta con i piedi appoggiati a terra metti le mani dietro le cosce, approfondisci gli addominali e solleva prima un piede poi l'altro, cerca il tuo equilibrio mantenendo sempre una forma a C della schiena.

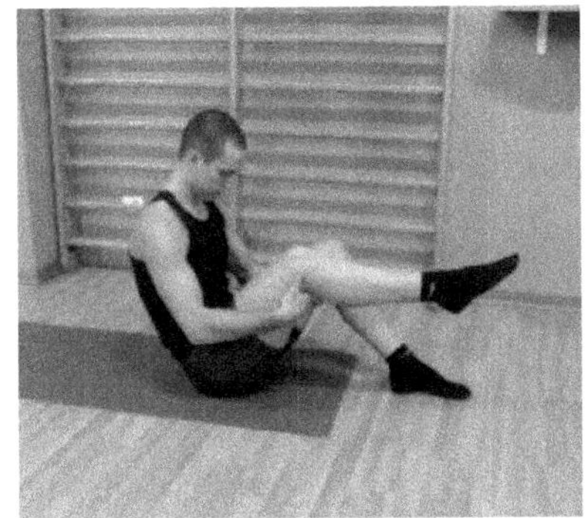

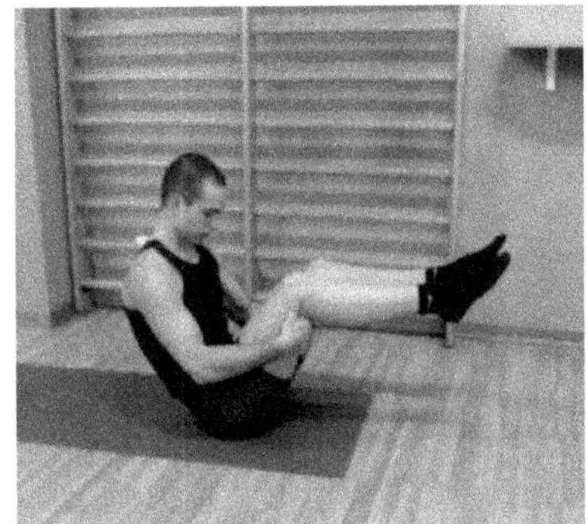

Dondola indietro fino a metà schiena circa, cercando di appoggiare a terra tutte le vertebre lombari e dorsali una dopo l'altra e poi torna nella posizione iniziale senza appoggiare i piedi, restando in equilibrio. Ripeti per cinque volte.

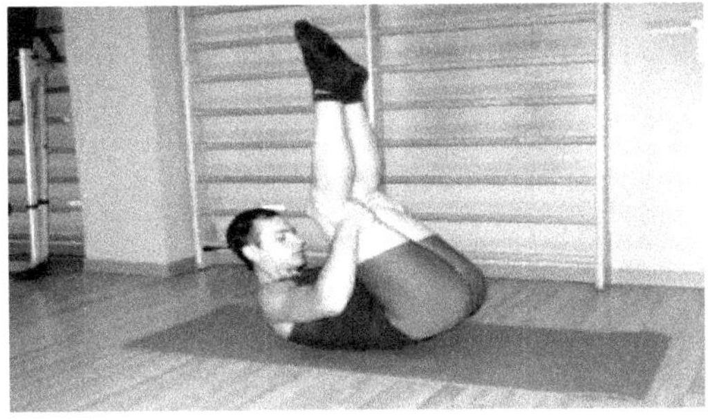

Se ti approcci per la prima volta al Pilates, se non hai mai seguito una lezione privata o di gruppo, all'inizio non rotolare indietro ma trova la stabilità nella posizione di partenza, cercando il tuo bilanciamento.

SEGRETO n. 23: impara a eseguire il Roll Up e quando noti di aver preso una buona gestualità passa al Rolling Like a Ball.

Single Leg Stretch

Terminato il Rolling Like a Ball sdraiati di nuovo con la schiena a terra, raccogli le ginocchia al petto, solleva testa e spalle e abbraccia una gamba con le mani sovrapposte una sull'altra sotto la rotula, e stendi l'altra gamba in avanti a non meno di 45°.

Descrizione dell'esercizio: da questa posizione inspira, poi espira e avvicina ancora di più la gamba al petto. Inspira cambiando gamba e ripeti la sequenza. Fai 7-8 ripetizioni.

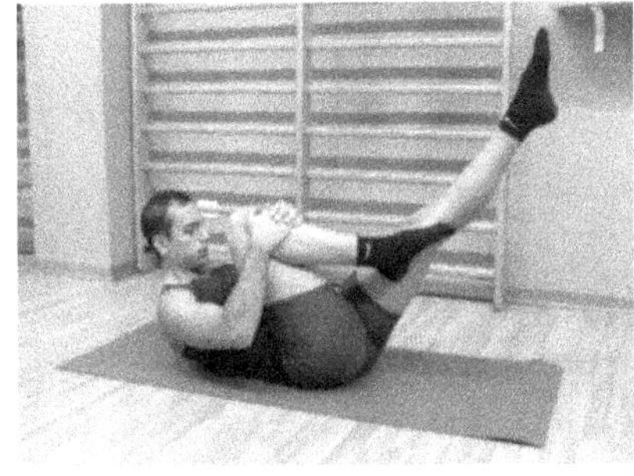 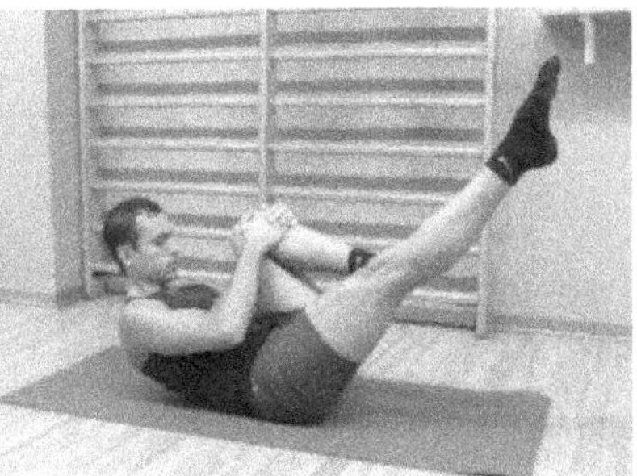

Se appoggiare le mani sotto la rotula ti crea fastidio prova a mettere le mani al di sotto del ginocchio come mostrato nella figura seguente:

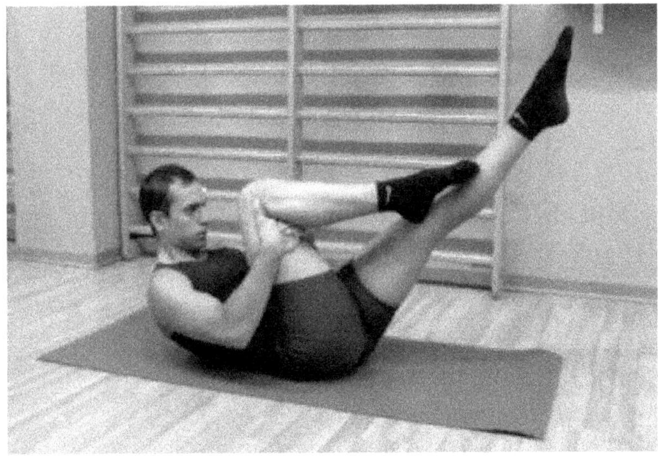

Double Leg Stretch

Terminato il Single Leg Stretch non appoggiare le spalle e la testa sul pavimento, ma rimani con le gambe raccolte al petto abbracciandole, e ricorda, approfondisci sempre di più gli addominali.

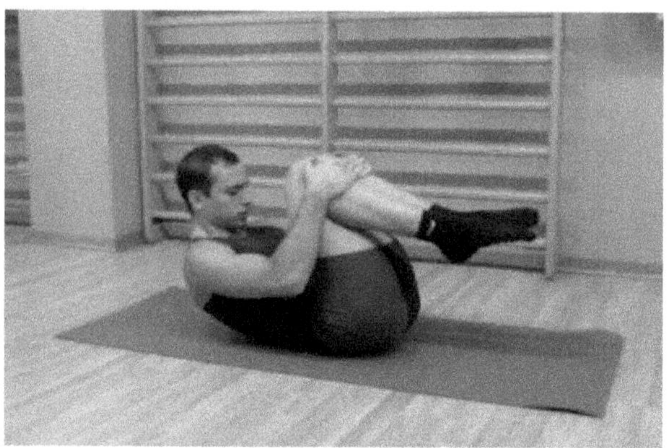

Descrizione dell'esercizio: da questa posizione inspira e stendi le gambe e le braccia tese verso il soffitto, fai un ampio cerchio con le braccia, espira e raccogli nuovamente le gambe al petto. Fai anche qui 7-8 ripetizioni.

Alla fine dell'esercizio riposati qualche secondo appoggiando spalle, testa e poi piedi a terra.

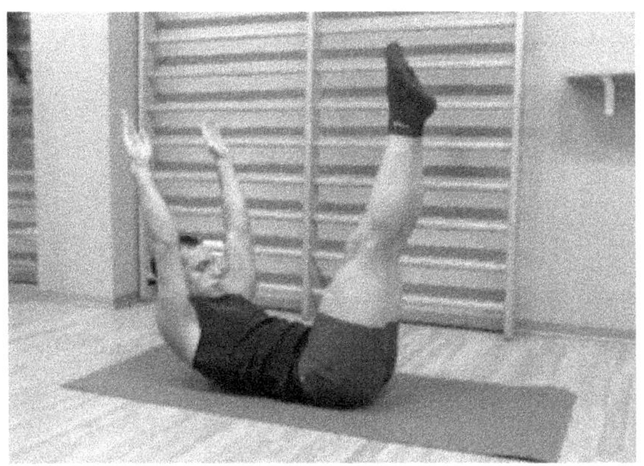

Single Straight Leg Stretch (Scissors)

Riporta le gambe al petto e sali di nuovo con testa e spalle, questa volta metti le mani sotto a un ginocchio e stendi la gamba verso il soffitto, mentre l'altra gamba stendila in avanti a non meno di 45°. Le gambe non devono essere rigide, ma abbastanza rilassate.

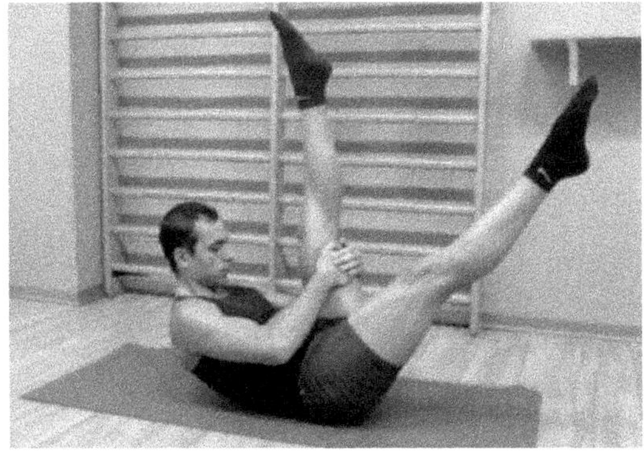

Descrizione dell'esercizio: tira due volte verso di te la gamba che hai tra le mani e poi cambia gamba facendo la stessa cosa. Alternando sempre le gambe fai 7-8 ripetizioni. Se ti causa fastidio poggiare le mani dietro al ginocchio, afferra la gamba a metà coscia.

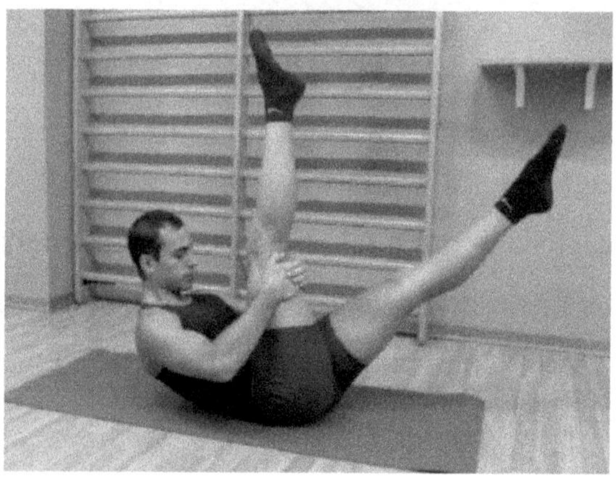

Lower Lift

Terminato il Single Straight Leg Stretch appoggia testa e spalle a terra e poi i piedi, solleva il bacino e posiziona le mani al di sotto di esso. Abbassa nuovamente il bacino. Raccogli le gambe al petto, solleva nuovamente testa e spalle e stendi le gambe verso il soffitto.

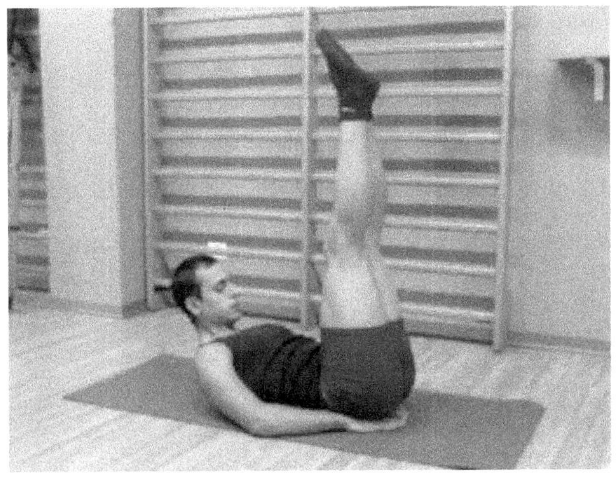

Descrizione dell'esercizio: Inspira e porta in avanti le gambe a non meno di 45°, porta le gambe verso di te espirando e ripeti per 7-8 volte.

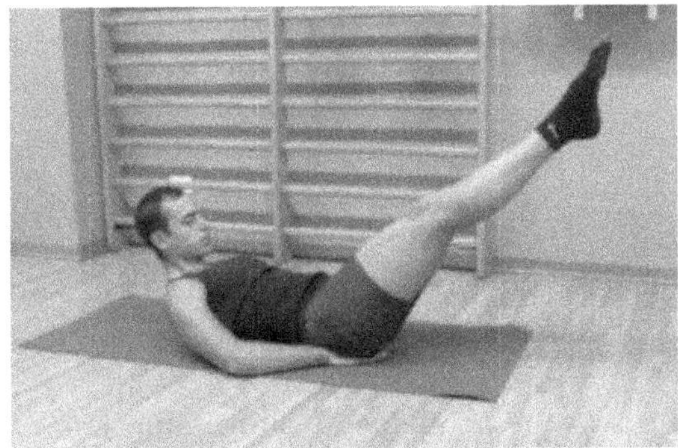

Criss Cross

Terminato il Lower Lift abbassa i piedi a terra, solleva il bacino per togliere le mani da sotto e riappoggialo a terra, poi raccogli le gambe al petto, solleva spalle e testa e metti le mani dietro la nuca; le mani sono sovrapposte una sopra l'altra, non incrociate.

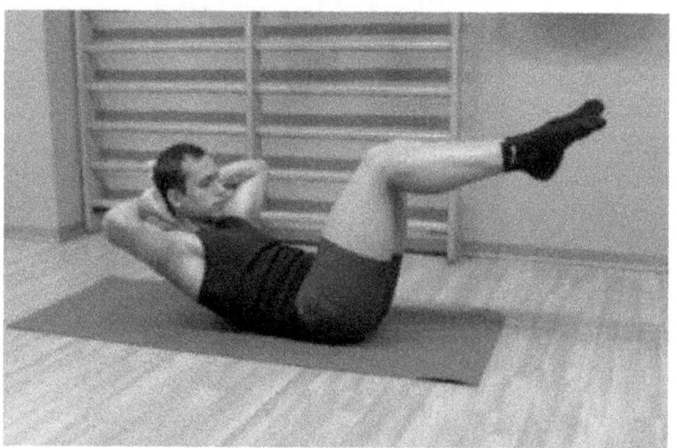

Descrizione dell'esercizio: porta le gambe nella posizione utilizzata per il primo esercizio, l'Hundred, stendi una gamba in avanti a non meno di 45° e fai una torsione del busto verso la gamba piegata. Pensa che la tua ascella deve andare verso il ginocchio, quindi mantieni i gomiti bene aperti. Vai verso il ginocchio per tre volte cercando di salire sempre più su col busto, poi torna al centro nella posizione iniziale e ripeti dall'altra parte cambiando gamba. Fai 7-8 ripetizioni per lato.

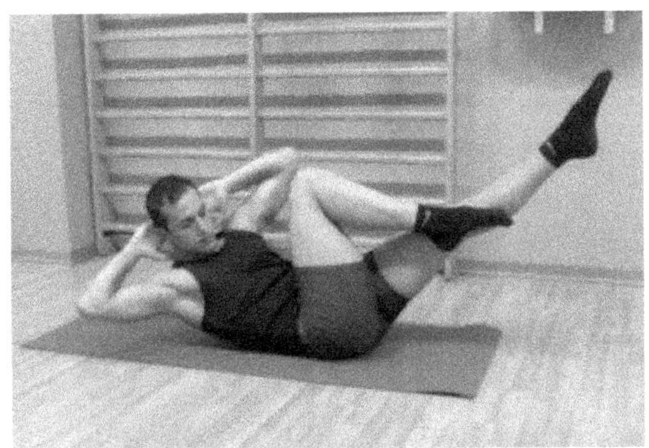

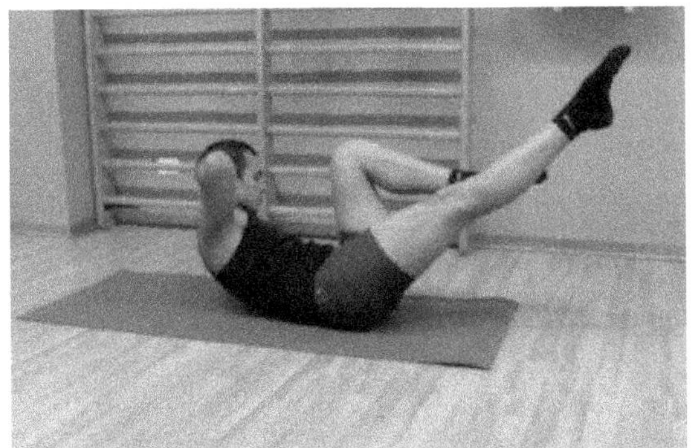

SEGRETO n. 24: il Single Straight Leg Stretch, il Lower Lift e il Criss Cross sono esercizi ottimali per allenare gli addominali.

Spine Stretch Forward

Terminato il Criss Cross porta le ginocchia al petto e rotola in avanti in posizione seduta, stendi le gambe in avanti divaricandole poco più della larghezza del materassino (leggermente superiore alla larghezza delle spalle), braccia davanti a te parallele al pavimento e piedi a “martello”.

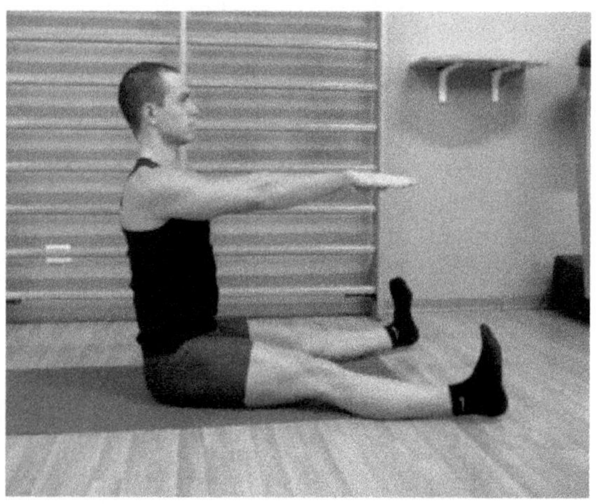

Descrizione dell’esercizio: da questa posizione inspira cercando di allungare la tua schiena verso l’alto, poi espira e avvicinando il mento verso il petto e guardandoti l’ombelico vai in avanti con la parte alta e la parte media della schiena, ricordandoti di lasciare la parte bassa sopra il tuo bacino, approfondisci gli addominali e fai una curva a C con la schiena come in Roll Up. Inspira e torna indietro nella posizione iniziale con la schiena eretta, espira e ricomincia. Fai tre ripetizioni.

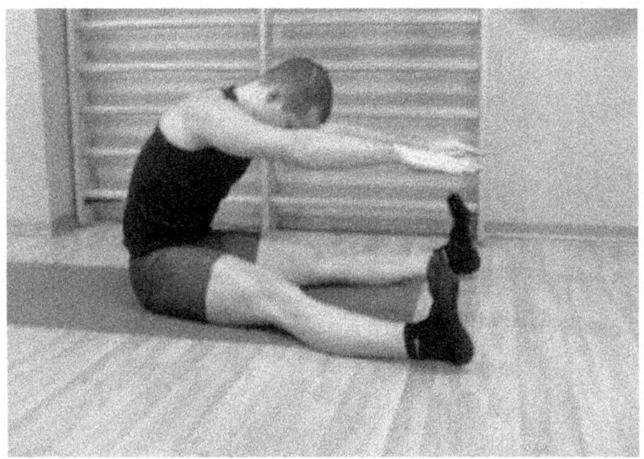

IMPORTANTE! Se avverti fastidio nella zona posteriore delle cosce andando in allungamento, non piegare le gambe.

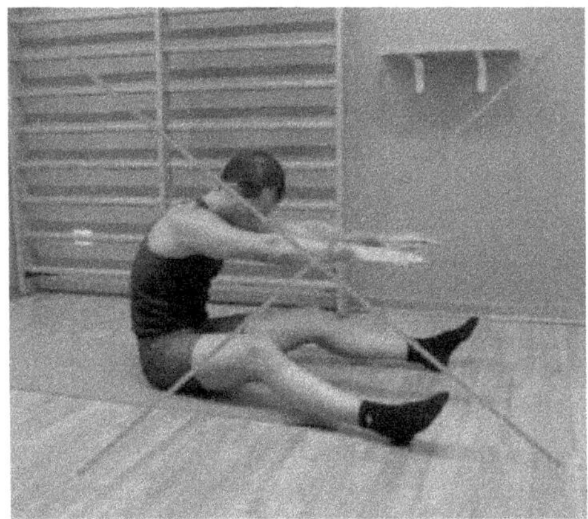

Utilizza un asciugamano piegato per facilitare l'esercizio se noti di essere un po' rigido. Mettilo sotto i glutei in maniera che ti permetta di tenere le gambe tese, col tempo e la pratica allungherai la tua muscolatura.

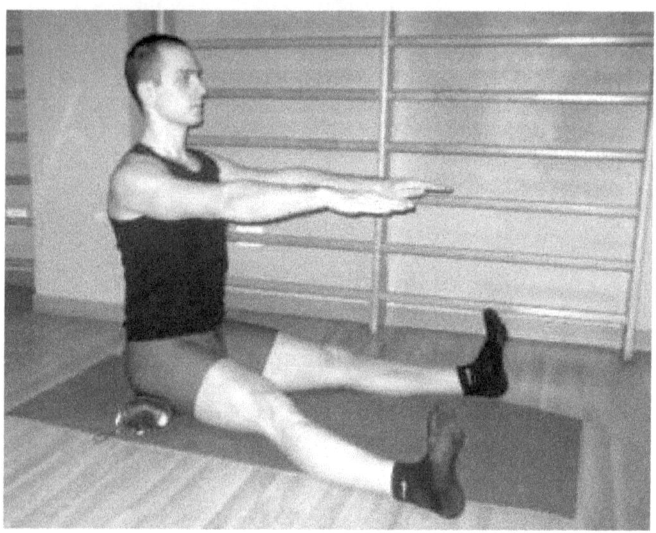

Corkscrew

La posizione iniziale è la stessa di Lower Lift tranne che per le spalle e la testa che saranno appoggiate. Quindi mani sotto il bacino, gambe prima al petto e poi stese verso il soffitto.

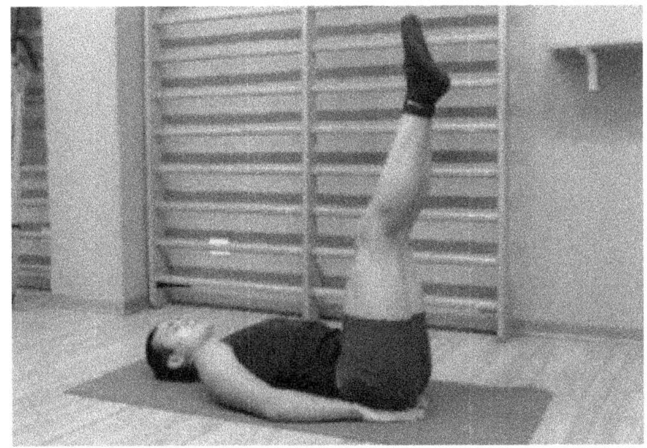

Descrizione dell'esercizio: disegna dei cerchi facendo attenzione che il bacino non si sollevi. Porta le gambe prima verso di te, poi verso la spalla destra, in avanti a non meno di 45°, verso la spalla sinistra, ancora verso di te e torna al centro. Fai 2-3 ripetizioni, poi cambia senso del cerchio e fai altre 2-3 ripetizioni.

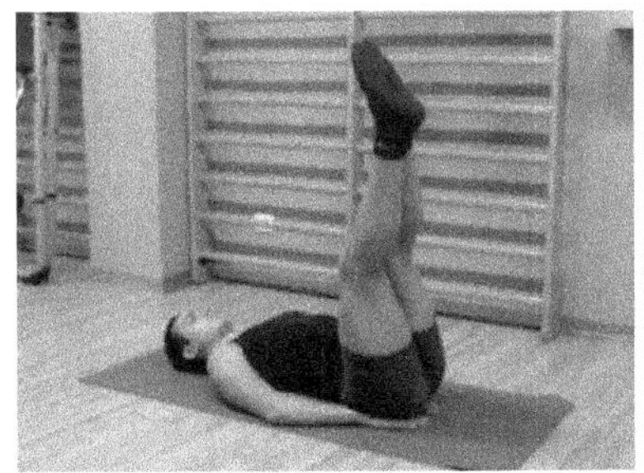
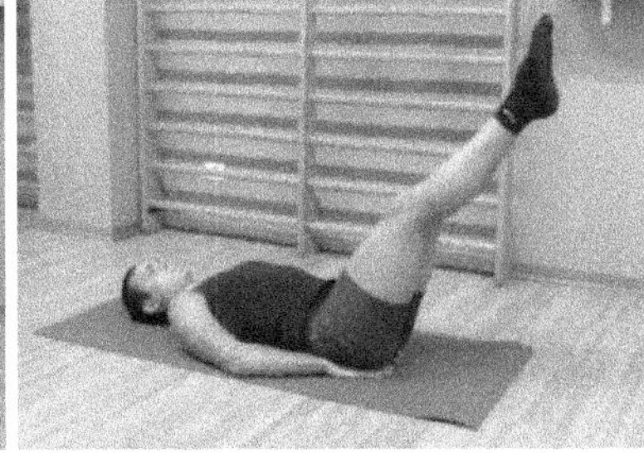

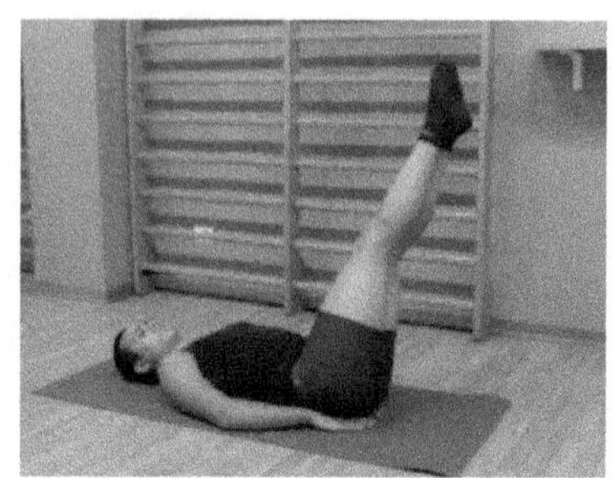

Saw

Finito il Corkscrew appoggia i piedi a terra, solleva il bacino per togliere le mani da sotto, riabbassa il bacino, porta le ginocchia al petto e rotola in avanti in posizione seduta. Divarica le gambe come per Spine Stretch Forward, larghezza spalle o materassino, schiena eretta, piedi a martello, braccia tese lateralmente.

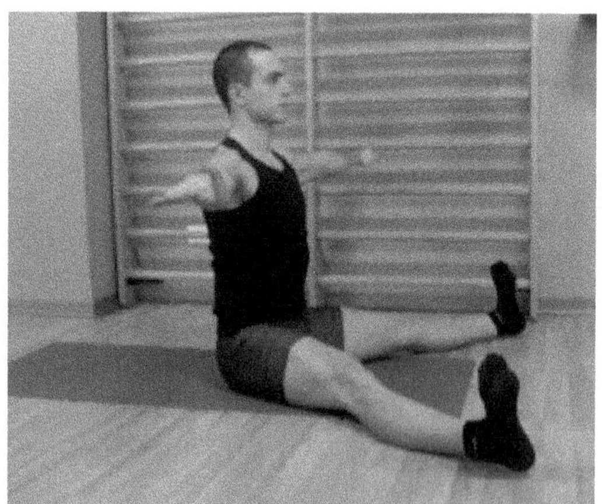

Descrizione dell'esercizio: inspira e fai una torsione col busto verso destra, (ricordati che i glutei devono stare appoggiati a terra), porta il braccio sinistro bene dietro di te e il destro in avanti verso il piede destro sfiorando col mignolo della mano quello del piede, approfondisci bene gli addominali e piega la testa verso il ginocchio. Da questa posizione espirando vai tre volte in avanti cercando di allungarti sempre di più, inspirando torna indietro con il busto eretto e ripeti dall'altra parte. Dovrai tirare verso dietro l'anca corrispondente al braccio che va avanti per restare con i glutei appoggiati al materassino. Fai tre ripetizioni per lato.

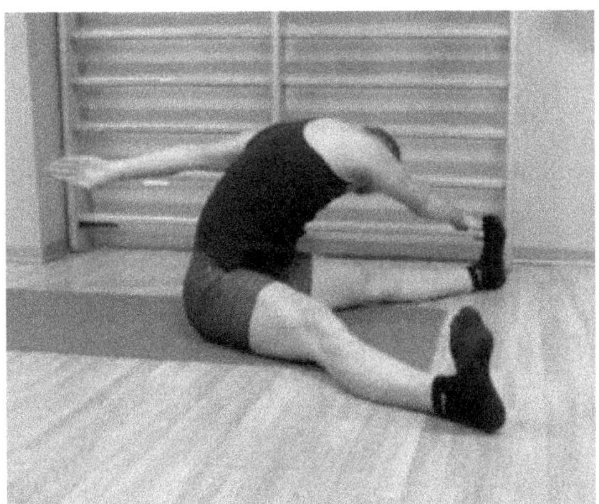

Swan Preparation

Ora girati in posizione prona, con la pancia sul materassino. Piega le braccia, sovrapponi una mano sull'altra e appoggia sopra la fronte. Tieni le gambe divaricate larghezza bacino.

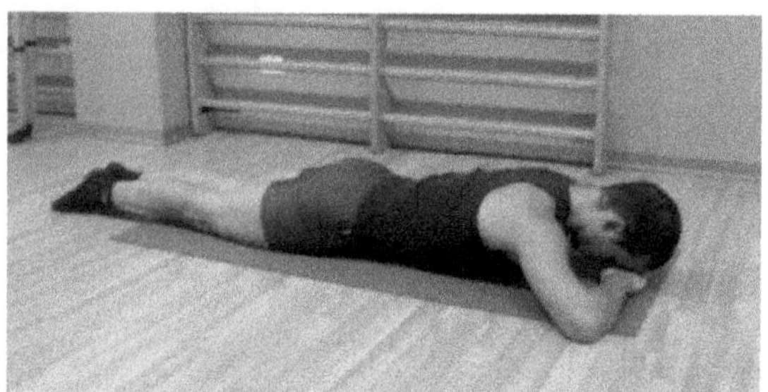

Descrizione dell'esercizio: ora inizia l'esercizio cercando di approfondire al massimo gli addominali in modo che non tocchino il materassino. Poi allunga la schiena, inspira e sempre mantenendo gli addominali staccati dal materassino sali con la schiena fino dove riesci senza sollevare le gambe, espira e torna nella posizione iniziale. Ripeti sempre partendo da "approfondisci gli addominali". Fai tre ripetizioni.

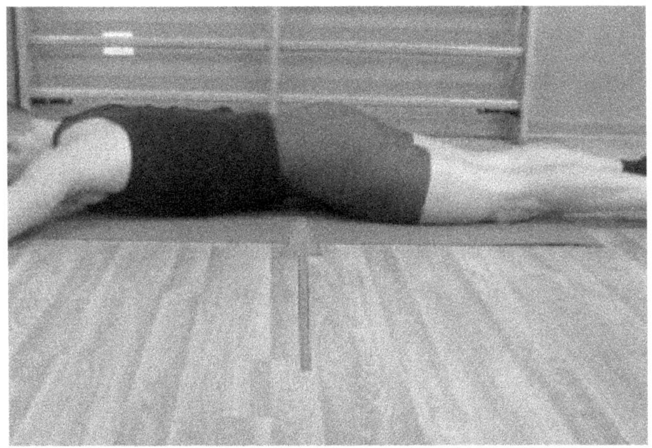

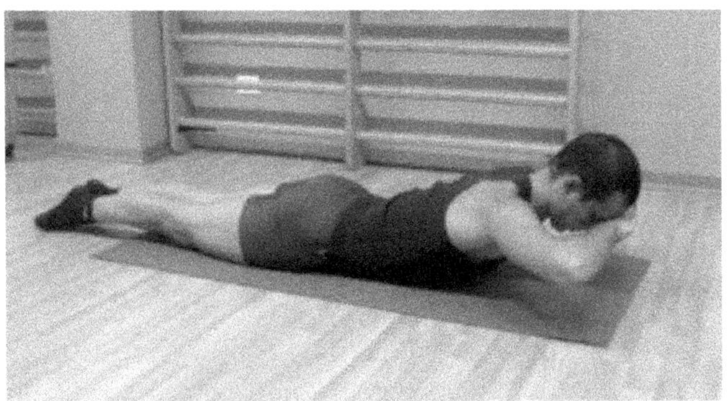

SEGRETO n. 25: ricordati sempre di iniziare gli esercizi del Pilates approfondendo gli addominali in modo corretto. Negli esercizi in cui sarai disteso supino, come nello Swan Preparation, dovrai pensare di staccarli dal materassino.

Single Leg Kick

Finito Swan Prep distendi le braccia in avanti, poi raccoglile verso di te andando ad appoggiarti sui gomiti, cercando di tenerli paralleli tra loro. Unisci le gambe e come al solito approfondisci gli addominali in modo da sostenere la tua schiena. La pancia non deve toccare il materassino.

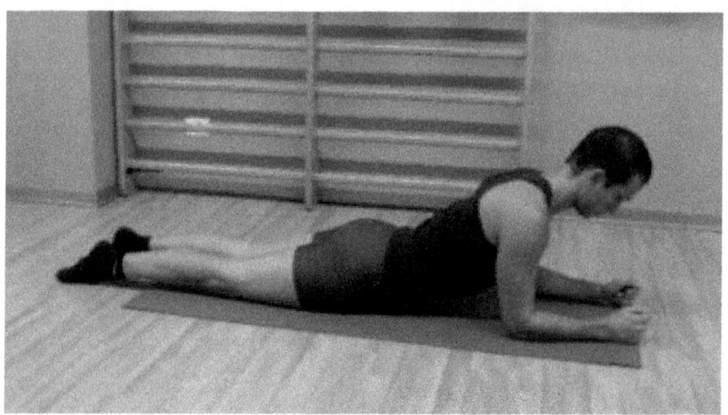

Descrizione dell'esercizio: da questa posizione, piegando il ginocchio, calcia due volte col piede destro verso il gluteo destro e poi allunga dietro la gamba; ripeti cambiando gamba. Alterna sempre le gambe e ripeti 7-8 volte per gamba.

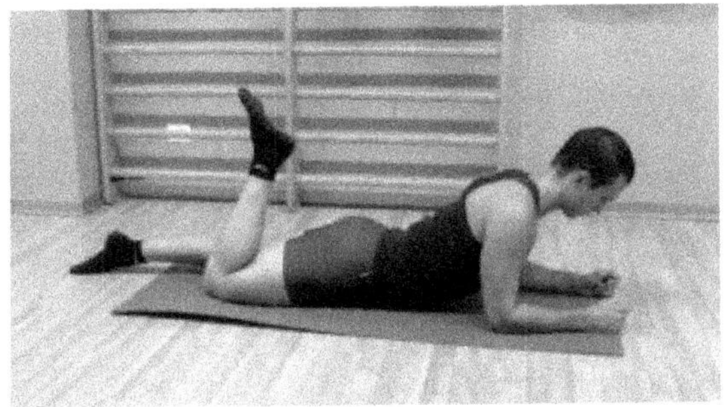

Terminato l'esercizio, se non ti causa fastidio, vai a sederti indietro sui talloni, divaricando le ginocchia larghezza materassino e tenendo i piedi a contatto tra loro e allunga bene la schiena. Questa posizione è chiamata Rest Position.

Rest Position

Se hai problemi ad assumere la Rest Position, dopo il Single Leg Kick girati su un lato e preparati per il prossimo esercizio.

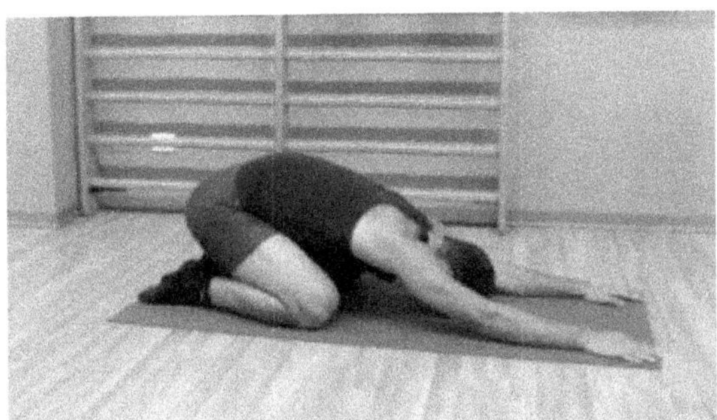

SEGRETO n. 26: allunga sempre la schiena in Rest Position dopo aver eseguito Swan Prep e Single Leg Stretch.

Side Kick

Se sei andato in Rest Position, srotola la schiena, altrimenti girati lateralmente dopo Single Leg Kick e posizionati sul lato sinistro sul bordo posteriore del materassino. Porta le gambe, unite una sull'altra, verso il bordo anteriore del materassino, appoggia la testa sulla mano del braccio sinistro e porta l'altra mano davanti a te, a circa 10-15 cm., ti servirà ad aumentare la stabilità. Piedi a martello, glutei allineati uno sopra l'altro e addominali ben approfonditi.

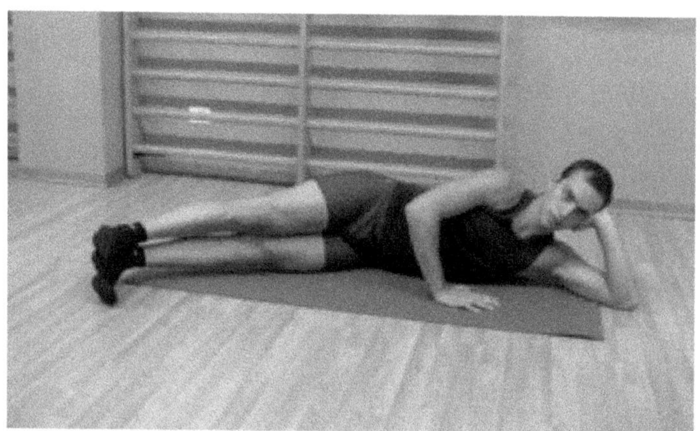

L'esercizio è suddiviso in Front-Back, Up-Down, Little Circles e Inside Leg Circles.

Front-Back

Descrizione dell'esercizio: solleva la gamba destra non oltre il tuo gluteo, calcia due volte in avanti tenendo sempre la gamba tesa e poi torna indietro con la gamba fino ad arrivare in linea con il busto per allungare bene la muscolatura. Fai 7-8 ripetizioni.

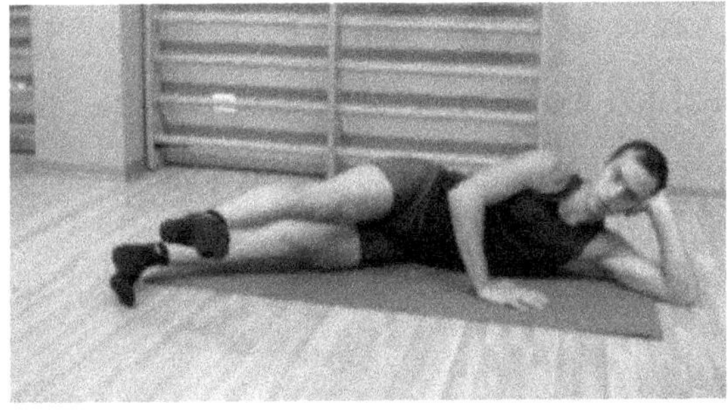

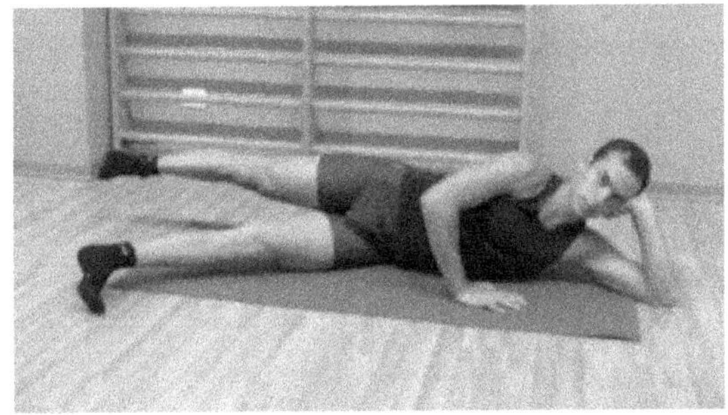

Up-down

Descrizione dell'esercizio: solleva la gamba verso l'alto, sempre non oltre il tuo gluteo destro, adesso riporta la gamba a contatto con l'altra in tre tempi, ovvero scendi leggermente, poi scendi ancora un po' e infine appoggia la gamba sopra l'altra e risolleva la gamba all'altezza del gluteo. Quando scendi con la gamba cerca di resistere facendo forza con i tuoi adduttori (l'interno coscia). Ripeti al contrario con lo stesso principio, stavolta sali resistendo con i tuoi abduttori (l'esterno coscia) in tre tempi, quindi leggermente in su, poi ancora un po' e arriva fino all'altezza del tuo gluteo, riporta la gamba sopra l'altra e riparti. Fai 5-6 ripetizioni scendendo in tre tempi e altre 5-6 salendo in tre tempi.

Little Circles

Descrizione dell'esercizio: ora solleva sempre la gamba non oltre il tuo gluteo e fai cinque piccoli cerchi in senso orario e antiorario andando ogni volta a sfiorare il tallone della gamba a terra.

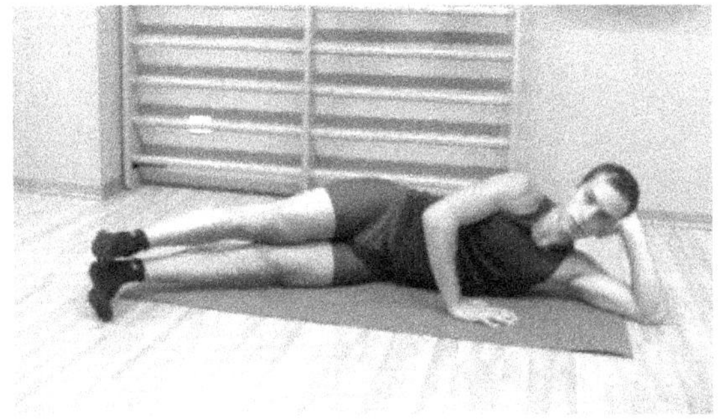

Inside Leg Circles

Descrizione dell'esercizio: adesso porta il ginocchio destro al petto, giralo di modo che punti verso l'alto, appoggia il piede a terra e afferra la caviglia con la mano destra. Se hai dei problemi ad afferrare la caviglia puoi prendere il polpaccio o all'altezza del ginocchio e non appoggiare completamente il piede a terra. Fai 3-4 ripetizioni sollevando e abbassando la gamba interna.

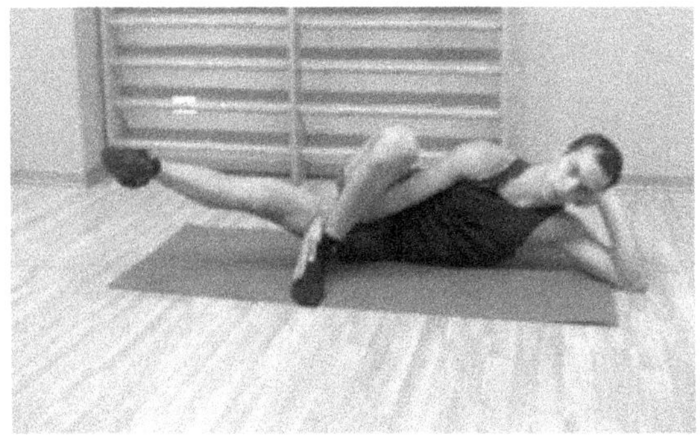

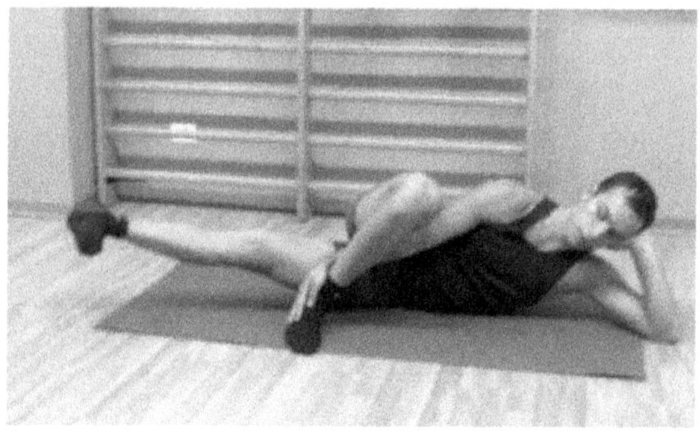

Poi tenendola sollevata da terra fai cinque piccoli cerchi in senso orario e antiorario. Ripeti le stesse sequenze anche dall'altro lato.

All'inizio ti consigliamo di eseguire solamente il primo dei quattro esercizi appartenenti al Side Kick, poi man mano che diventi più bravo aggiungi anche gli altri.

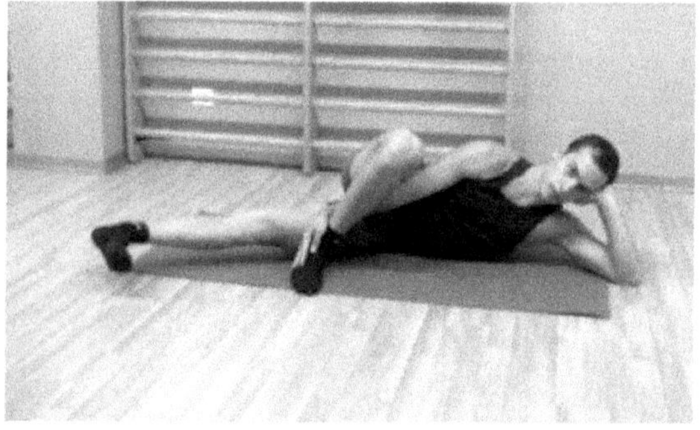

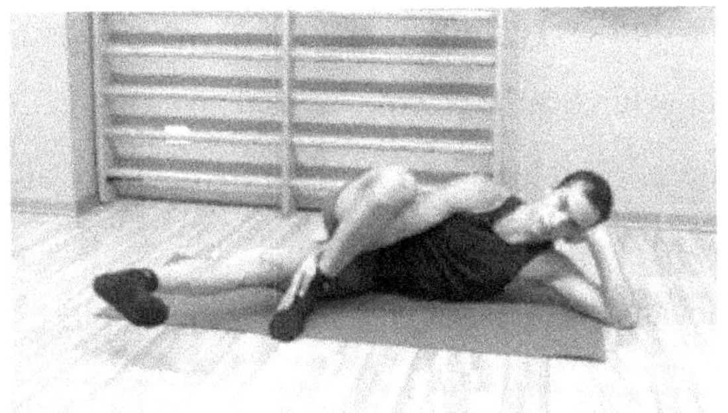

Teaser

Sdraiati sul materassino in posizione neutra, stendi le braccia verso il soffitto, unisci le gambe e stendine una in avanti in modo che rimanga sempre a contatto con l'altra.

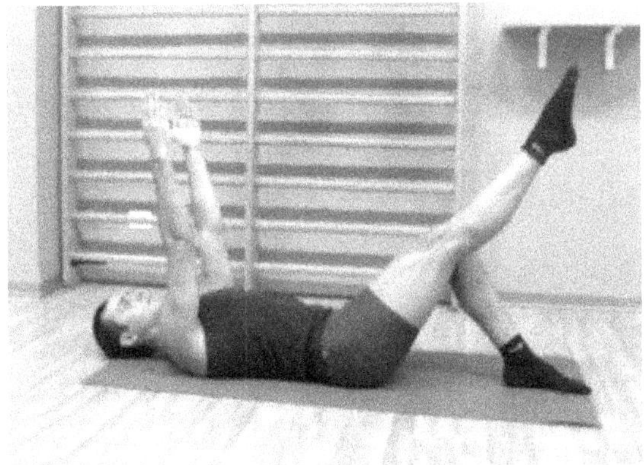

Descrizione dell'esercizio: inizia a sollevare la testa in mezzo alle braccia e in sequenza con la schiena rotolando su con le braccia parallele al pavimento. Per aumentare la difficoltà dell'esercizio porta le braccia parallele alle gambe. Ricordati di non darti lo slancio con le braccia ma di utilizzare la forza dei tuoi addominali.

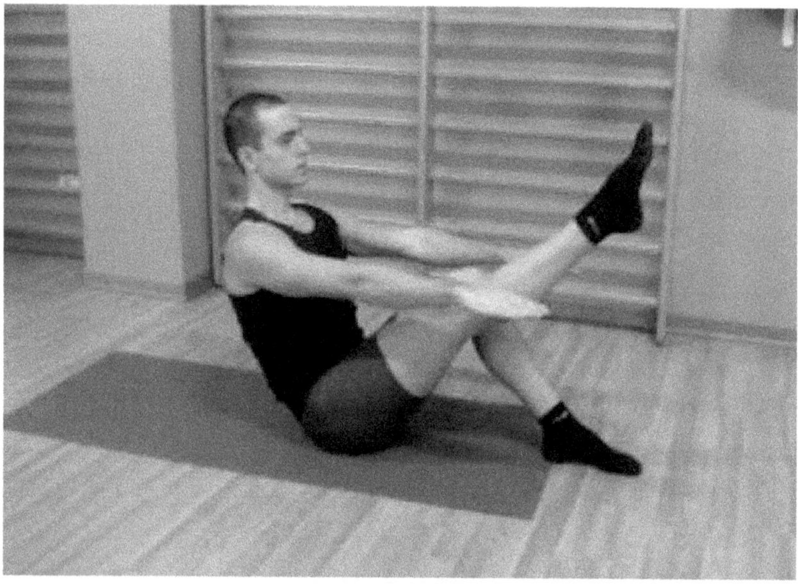

Se ritieni difficile questa esecuzione puoi mantenere entrambi i piedi appoggiati a terra.

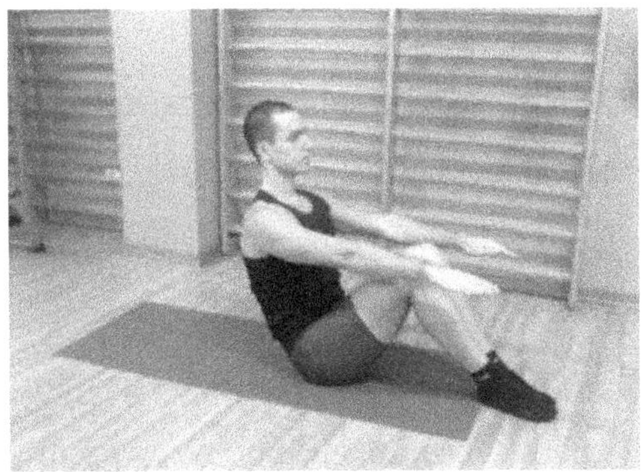

Per rendere l'esercizio più intenso, quando sali in posizione seduta porta le braccia parallele alla gamba stesa in avanti.

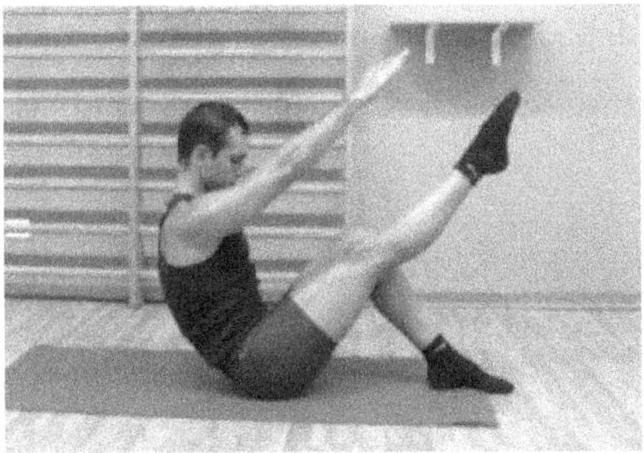

SEGRETO n. 27: esegui Teaser solo quando hai acquisito una buona padronanza di Roll Up.

Seal

Terminato il Teaser sali in posizione seduta, tieni i piedi a contatto e divarica leggermente le ginocchia, larghezza spalle, infila le braccia all'interno e afferra i piedi a livello del tallone. Come negli altri esercizi di rotolamento come il Rolling Like a Ball, approfondisci gli addominali e forma una curva a C con la schiena, mantieni lo sguardo all'ombelico. Premi con i gomiti contro le cosce e con le cosce contro i gomiti in modo da mantenere la posizione corretta senza allargare troppo le ginocchia.

Descrizione dell'esercizio: da questa posizione solleva prima un piede e poi l'altro, cercando di mantenere l'equilibrio.

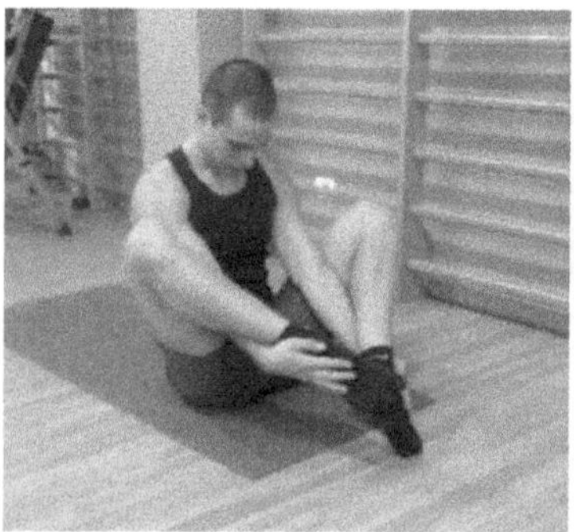 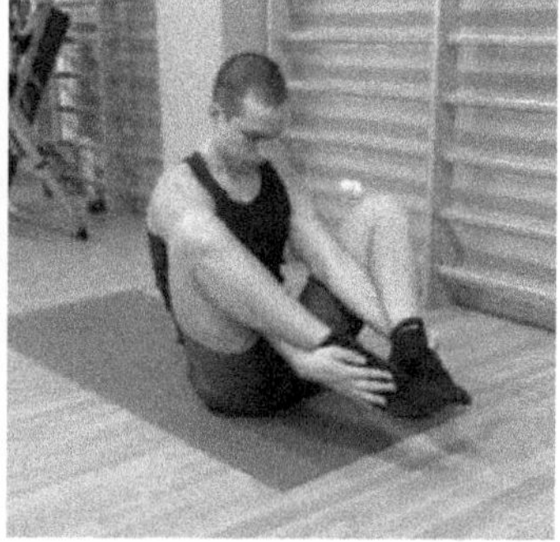

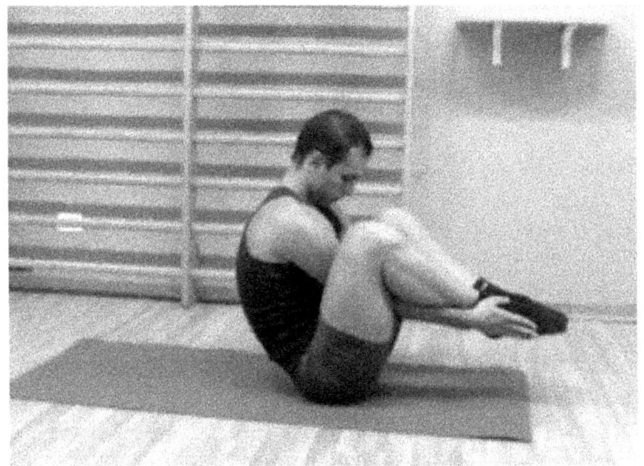

Inizia rotolando indietro fino alle spalle e poi torna su rimanendo in equilibrio. Una volta appreso il movimento rotola indietro e batti tre volte i piedi uno contro l'altro, torna su e batti nuovamente i piedi. Ricorda, devi pensare di aprire e chiudere le cosce, che però non potranno toccarsi per la presenza delle braccia e quindi si toccheranno solo i piedi.

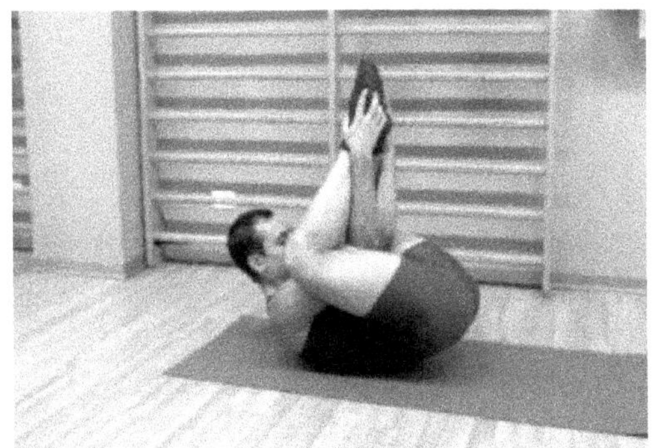

Front Support

Finito il Seal mettiti in posizione di quadrupedia (a quattro zampe), gambe divaricate larghezza bacino, tenendo la schiena ben piatta, quindi dovrai approfondire e tenere bene gli addominali, la testa in linea col corpo e le spalle sopra le mani. Distribuisci bene il peso in modo che non ti crei fastidio ai polsi, ma cada nel centro della mano, l'interno dei gomiti rivolti all'interno.

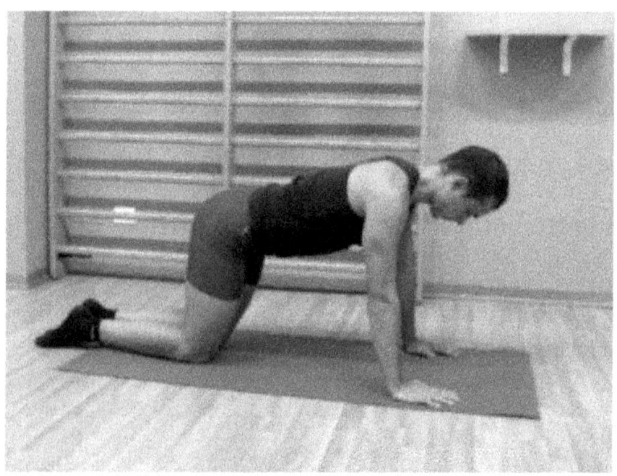

Descrizione dell'esercizio: dalla posizione iniziale stendi prima una gamba e poi l'altra, poi piegane una e poi l'altra. Ripeti la sequenza alternando le gambe per cinque volte.

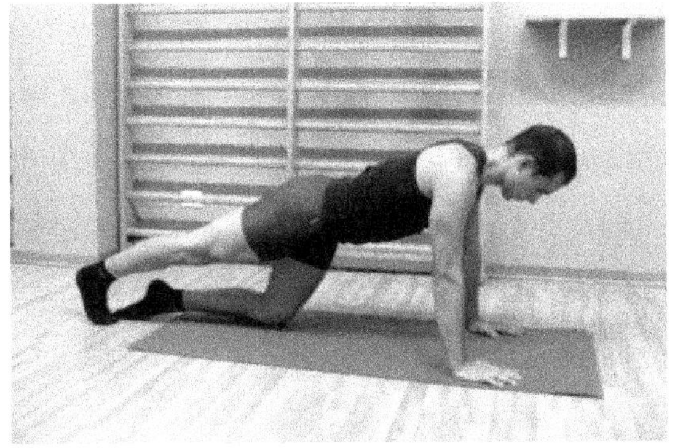

Poi stendi tutte e due le gambe e rimani nella posizione contando mentalmente fino a dieci secondi. Ricordati di tenere bene gli addominali, cerca di portare l'ombelico verso l'alto per salvaguardare la schiena.

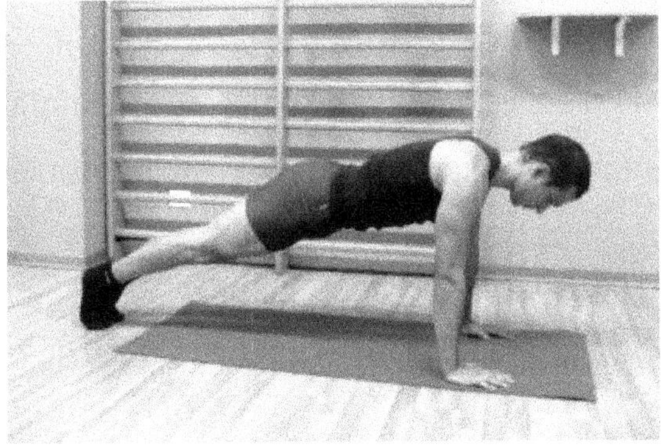

Passati i dieci secondi solleva il bacino appoggiando i talloni a terra, se occorre porta leggermente indietro le mani fino a quando riesci ad appoggiare i talloni, allunga bene la schiena, la parte posteriore delle cosce e i polpacci per qualche secondo.

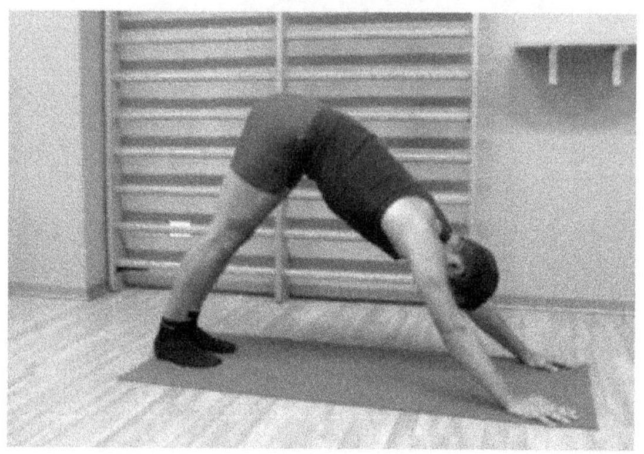

Adesso porta le mani più vicino possibile ai piedi, piega lievemente le gambe, unisci i talloni e con controllo srotola la schiena una vertebra alla volta fino a tornare in posizione eretta.

Se hai difficoltà nel tornare su in questo modo puoi non unire i talloni e aiutarti appoggiando le mani sulle cosce come sostegno.

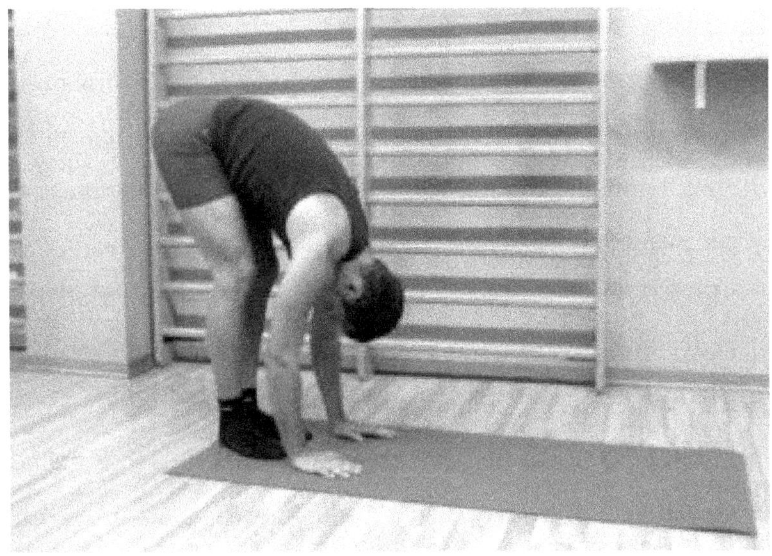

Complimenti, sei arrivato alla fine della tua lezione di Pilates! Prova e riprova questi esercizi, quando li hai imparati e noti di aver una certa fluidità nei movimenti sarai pronto a eseguire i nostri programmi d'allenamento.

SEGRETO n. 28: le prime settimane dedicati a imparare bene gli esercizi e alla precisione nella loro esecuzione. Una volta imparata la precisione cerca di eseguirli in maniera più fluida.

RIEPILOGO DEL GIORNO 3:

- SEGRETO n. 21: impara la posizione neutra, sdraiati sul materassino, piega le ginocchia e rilassa tutto il corpo. La zona lombare dovrà essere un po' staccata dal materassino, per mantenere la sua curva fisiologica.
- SEGRETO n. 22: per le prime settimane esegui l'Half Roll Down. Successivamente potrai passare al Roll Up. Cura bene il movimento degli addominali e della schiena.
- SEGRETO n. 23: impara ad eseguire il Roll Up e quando noti di aver preso una buona gestualità passa al Rolling Like a Ball.
- SEGRETO n. 24: il Single Straight Leg Stretch, il Lower Lift e il Criss Cross sono esercizi ottimali per allenare gli addominali.
- SEGRETO n. 25: ricordati sempre di iniziare gli esercizi del Pilates approfondendo gli addominali in modo corretto. Negli esercizi in cui sarai disteso supino, come nello Swan Preparation, dovrai pensare di staccarli dal materassino.
- SEGRETO n. 26: allunga la schiena in Rest Position sempre dopo aver eseguito Swan Prep e Single Leg Stretch.

- SEGRETO n. 27: esegui Teaser solo quando hai acquisito una buona padronanza di Roll Up.
- SEGRETO n. 28: le prime settimane dedicati a imparare bene gli esercizi e alla precisione nella loro esecuzione. Una volta imparata la precisione cerca di eseguirli in maniera più fluida.

GIORNO 4:
Esercizi da integrare al Pilates

In questo capitolo ti mostreremo dei semplici esercizi che puoi comodamente fare a casa tua e che possono servirti per integrare l'allenamento con il Pilates. Ci sono esercizi di rinforzo muscolare e di stretching che potrai fare in qualsiasi momento della giornata. Se qualche volta vuoi allenarti due volte al giorno, potrai fare questi esercizi al mattino e far seguire il Pilates alla sera o viceversa, oppure potrai alternare i giorni di allenamento. Gli esercizi sono divisi in questo modo:

- esercizi di rinforzo per parte superiore del corpo;
- esercizi di rinforzo per l'addome;
- esercizi di rinforzo per la parte inferiore del corpo;
- esercizi di allungamento e mobilizzazione della colonna vertebrale.

Come abbiamo visto nei capitoli precedenti, il Pilates è un ottimo metodo di allenamento, una ginnastica fantastica per tutti, ma riteniamo fermamente che possa funzionare ancor meglio se integrato ad altri tipi di allenamento. Quello che noi ti consigliamo è di abbinare il Pilates ad altri esercizi a corpo libero. Gli esercizi a corpo libero ti permetteranno di sfruttare il tuo corpo come mezzo d'allenamento, e con gli esercizi che ti proporremo potrai allenare tutto il corpo in modo intenso e funzionale.

SEGRETO n. 29: integra il tuo allenamento di Pilates con esercizi a corpo libero. Questi esercizi ti permetteranno di rinforzare addominali, parte superiore e inferiore del corpo. Non trascurare lo stretching e la mobilizzazione della colonna vertebrale.

Gli esercizi a corpo libero risultano adatti a tutti e permettono di dare al corpo tono, forza ed equilibrio.

<u>**Esercizi di rinforzo per la parte superiore del corpo**</u>

Piegamenti a terra

Principali muscoli interessati: gran pettorale, deltoidi, tricipiti.

Altri muscoli interessati: addominali.

Descrizione: sono chiamati in modo volgare "flessioni" da chi usa un linguaggio comune, ma il termine corretto è "piegamenti a terra". È l'esercizio a corpo libero più utilizzato per allenare i muscoli del petto e delle braccia. Spesso, vista la sua praticità, è l'esercizio base di numerosi test per valutare il livello di forza dei muscoli del tronco.

Per eseguire i piegamenti dovrai adagiarti a terra. Parti a braccia distese con le mani poste a una distanza leggermente superiore a quelle delle spalle, tieni il sedere alto, la schiena dritta e i piedi uniti. Da questa posizione abbassati fino a portare il mento a sfiorare il pavimento, dopodiché spingi con decisione verso l'alto e riportati nella posizione di partenza.

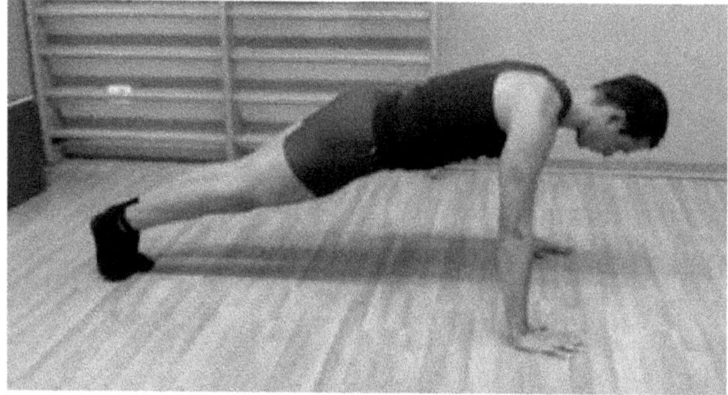

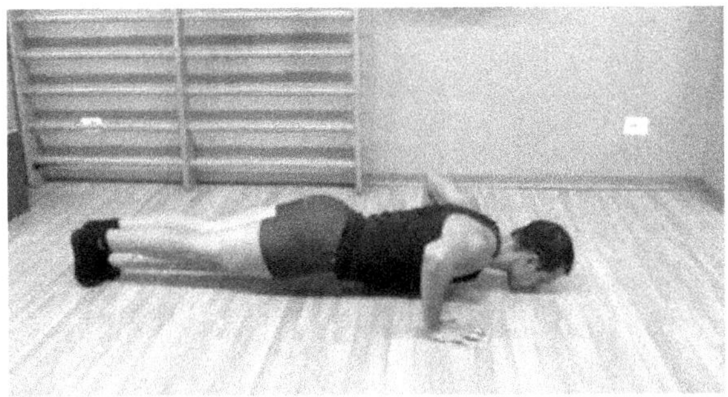

Se il tuo livello di forma fisica non è così alto, o se sei una donna, ti consigliamo di eseguire inizialmente i **piegamenti con le ginocchia appoggiate a terra**. Questa versione risulterà più semplice della precedente, perché appoggiando le ginocchia al pavimento scaricherai parte del tuo peso e dovrai sollevare un carico inferiore. Ecco come dovrai eseguirli:

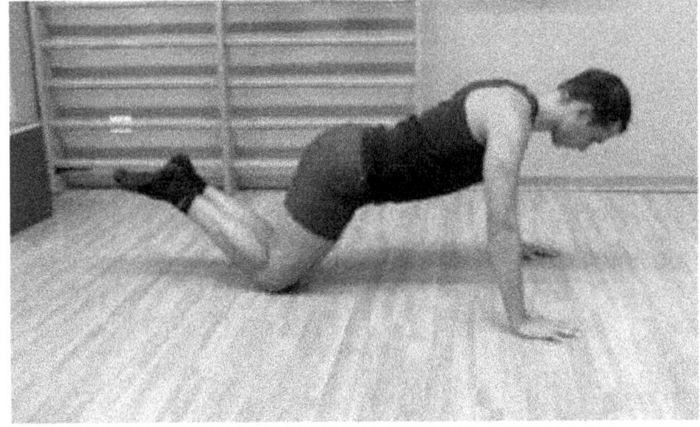

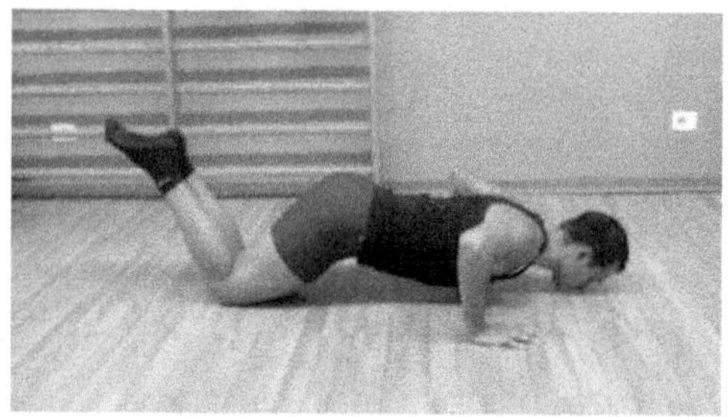

Se il tuo livello atletico invece è decisamente buono potrai eseguire **i piegamenti** appoggiando i piedi **su un rialzo**, in questo modo aumenterai il carico e l'esercizio diventerà più difficile.

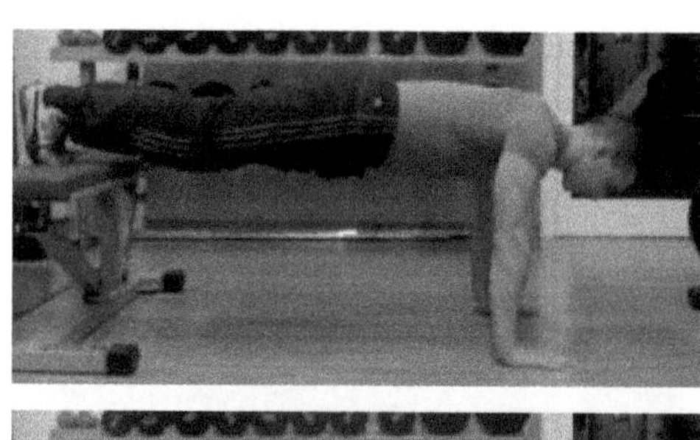

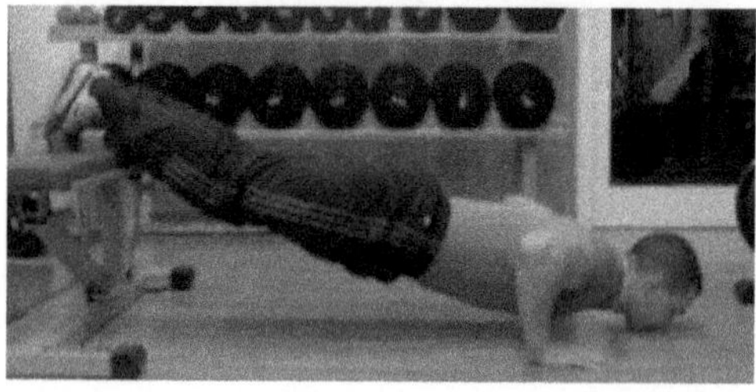

Per enfatizzare maggiormente il lavoro sui tricipiti ti consigliamo di eseguire **i piegamenti a passo stretto**. Questa versione, eseguita appoggiando le mani in modo più ravvicinato, permetterà di lavorare maggiormente con i muscoli posteriori del braccio (il tricipite brachiale). La regola generale che diamo per eseguire questo esercizio è di posizionare le mani a una larghezza pari alle spalle, le braccia distese devono risultare parallele. A questo punto abbassati tenendo i gomiti chiusi. I gomiti sfiorano il busto e non si allargano mai! Ecco come eseguire correttamente l'esercizio:

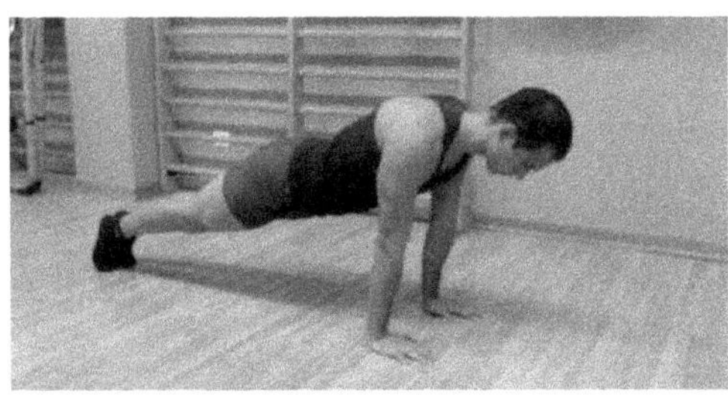

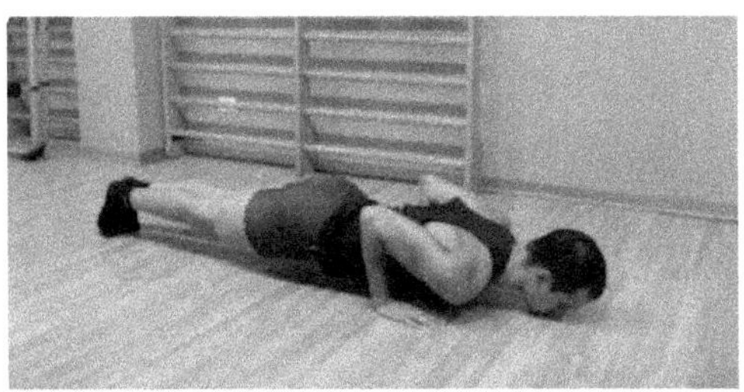

Rematore con asciugamano

Principali muscoli interessati: gran dorsale.

Altri muscoli interessati: deltoidi (parte posteriore), romboidi, bicipiti.

Descrizione: questo è uno dei pochi esercizi che si può fare a corpo libero per allenare i dorsali in casa. Per comodità noi l'abbiamo rappresentato con l'aiuto di una spalliera, ma potrai eseguirlo agganciando l'asciugamano a una struttura ferma e solida di casa tua (una porta, la testata di un letto ecc.). È vero, ci sarebbero anche le trazioni alla sbarra, però considerando la loro difficoltà e il fatto che per eseguirle è necessaria una sbarra abbiamo preferito non trattarle. Riteniamo che questo rematore con asciugamano possa essere un ottimo stimolo per i tuoi dorsali.

Fissa l'asciugamano a una struttura salda e afferralo alle sue estremità. Poggia i piedi a terra e blocca la posizione contraendo gli addominali, la schiena è diritta! A questo punto tira con decisione l'asciugamano in modo da venir su con il corpo. I gomiti rimangono stetti e vengono spinti "per dietro". Le figure seguenti ti illustreranno meglio come eseguire il rematore con asciugamano:

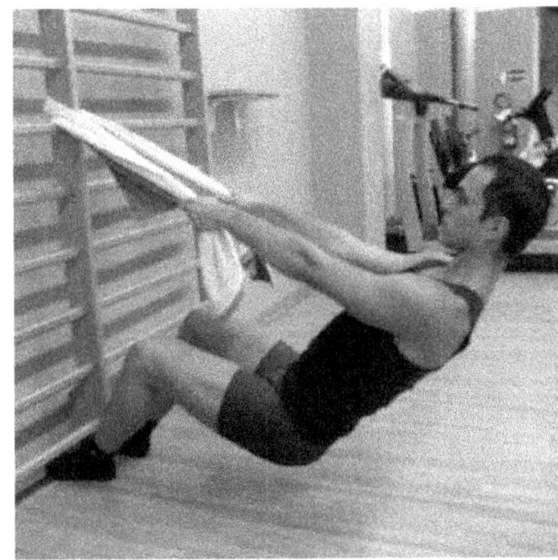
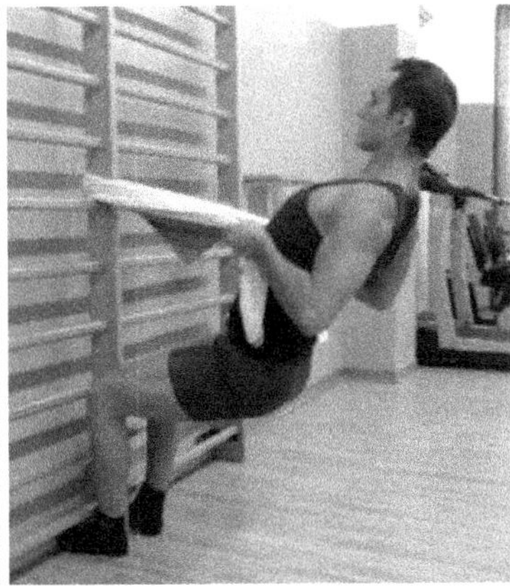

Dip su sedia

Principali muscoli interessati: tricipiti brachiali.

Altri muscoli interessati: deltoidi, addominali.

Descrizione: esercizio a corpo libero perfetto per allenare i tricipiti. Risulta più semplice rispetto ai classici Dip alle parallele e lo potrai eseguire comodamente a casa tua. Volendo può essere intensificato appoggiando i piedi su un'altra sedia.

Appoggia le mani su una sedia e distendi le braccia. Abbassati portando il sedere verso il pavimento. Risollevati e ritorna alla posizione iniziale.

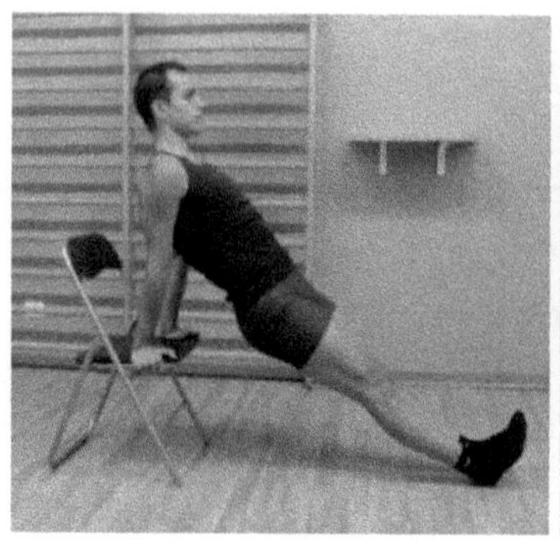 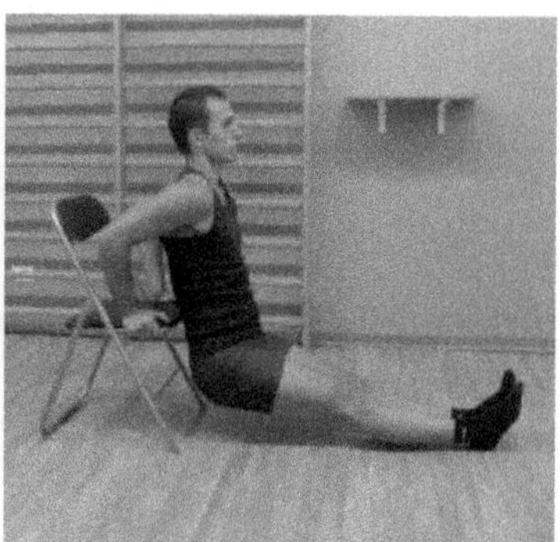

SEGRETO n. 30: per rinforzare la parte superiore del corpo esegui esercizi come i piegamenti a terra, il rematore con asciugamano e i dip su una sedia.

Esercizi di rinforzo per l'addome

Esistono numerosissimi esercizi a corpo libero con cui allenare la regione addominale. In questo manuale ti illustreremo tre esercizi che riteniamo fondamentali, ideali da abbinare ai tuoi allenamenti di Pilates. Esegui sempre in modo corretto gli esercizi per gli addominali seguendo la tecnica che ti mostreremo. Dai molta importanza anche al ritmo con cui li esegui, ti consigliamo almeno due secondi per la fase negativa (quella di allungamento), un secondo per la fase positiva (quella dell'accorciamento) e almeno un secondo nella posizione di massimo accorciamento. Espira quando esegui la contrazione.

Gli esercizi che ti suggeriamo di eseguire per allenare in modo ottimale l'addome sono:

- il crunch;
- il crunch a libretto;
- il sollevamento laterale.

Crunch

Principali muscoli interessati: retto dell'addome.

Altri muscoli interessati: obliquo interno, obliquo esterno.

Descrizione: il crunch è l'esercizio base per gli addominali. Ottimo per allenare il retto dell'addome e i muscoli obliqui. L'idea che dovete avere in questo esercizio è quella di arrotolare la colonna vertebrale, avvicinando le coste al bacino.

Sdraiati a terra con le ginocchia piegate. Mani dietro la nuca, solleva le spalle di circa dieci centimetri da terra, in modo che il tratto lombare rimanga sempre a contatto con il pavimento. Non inarcare e non muovere la testa durante l'esercizio.

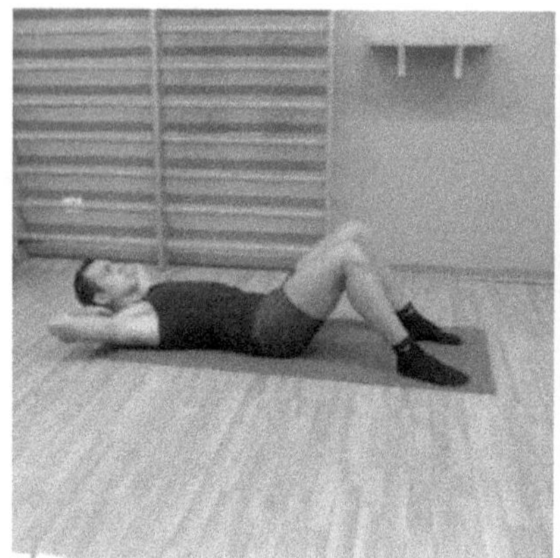 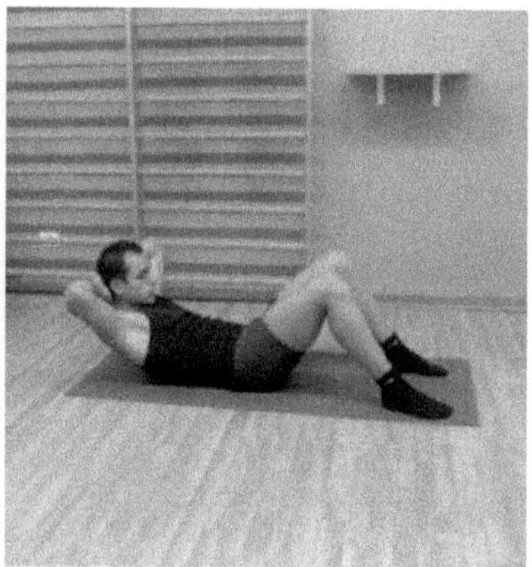

Crunch a libretto

Principali muscoli interessati: retto dell'addome.

Altri muscoli interessati: obliquo interno, obliquo esterno.

Descrizione: esercizio più intenso con cui allenare l'addome. Chiamato anche V-up, è tra gli esercizi più duri per la regione addominale.

Parti disteso a terra con braccia e gambe sollevate. Chiuditi come un libro portando braccia e gambe verso l'alto. Le mani vanno a toccare i piedi. Ritorna nella posizione iniziale, facendo attenzione a non toccare mai terra con mani e piedi.

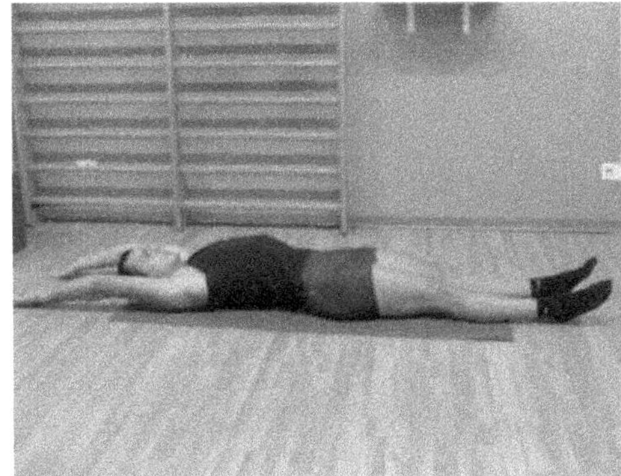
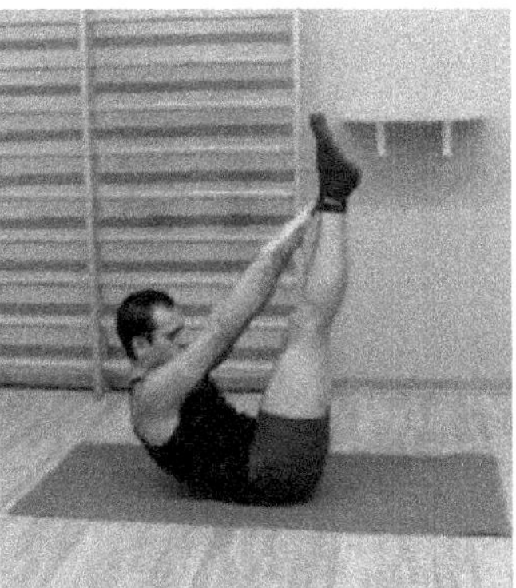

Sollevamento laterale

Principali muscoli interessati: obliquo interno, obliquo esterno.

Altri muscoli interessati: retto dell'addome.

Descrizione: classico esercizio per rinforzare la muscolatura laterale dell'addome.

Distenditi a terra posizionandoti in atteggiamento di "decubito laterale", poggia un solo piede a contatto con il pavimento. Anche l'avambraccio sarà a contatto con il suolo. Da questa posizione sollevati facendo leva sul braccio e contraendo i muscoli laterali del corpo. Il bacino si solleva e si stacca dal pavimento, mantieni la posizione per un secondo e ritorna alla posizione iniziale.

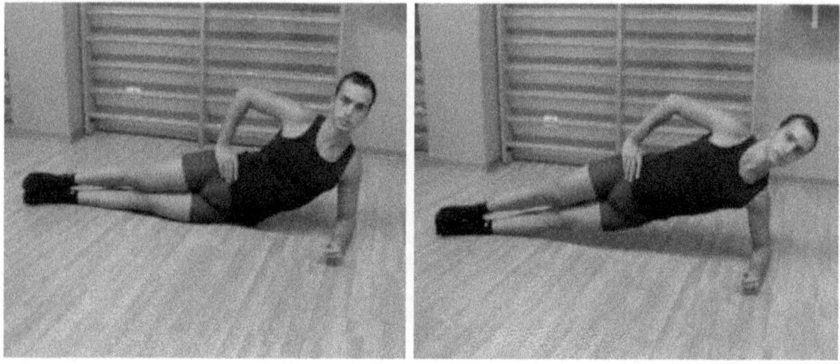

SEGRETO n. 31: per allenare gli addominali ti consigliamo esercizi come il crunch, il crunch a libretto e il sollevamento laterale. In questo modo allenerai in modo completo tutta la regione centrale del tuo corpo.

Esercizi di rinforzo per la parte inferiore del corpo

Squat

Principali muscoli interessati: glutei, ischio crurali, quadricipiti.

Altri muscoli interessati: adduttori, lombari, trapezi, deltoidi, addominali.

Descrizione: è da sempre considerato il Re degli esercizi. Praticamente tutti i muscoli del corpo vengono messi in tensione dallo squat. Esercizio fondamentale per allenare gli arti inferiori e che non dovrebbe mai mancare in nessuna scheda d'allenamento.

È un esercizio difficile tecnicamente, impegnativo e che necessita di molta attenzione durante l'esecuzione. Inizialmente consigliamo sempre di eseguire lo squat a corpo libero per imparare la posizione corretta del movimento.

Parti da in piedi, e piegandoti sulle gambe vai a raggiungere la posizione in cui le cosce risultano all'incirca parallele al pavimento. Devi cercare di spingere il sedere all'indietro! La schiena è dritta, e mai curva, ed è posta all'incirca a 45° rispetto al pavimento. Per facilitare questa posizione ti consigliamo ti tenere le braccia distese avanti, in modo da controbilanciare il movimento. Le ginocchia non superano mai la punta dei piedi, che sono posizionati a un passo leggermente superiore a quello delle spalle. I piedi sono extra-ruotati di circa 15-30°.

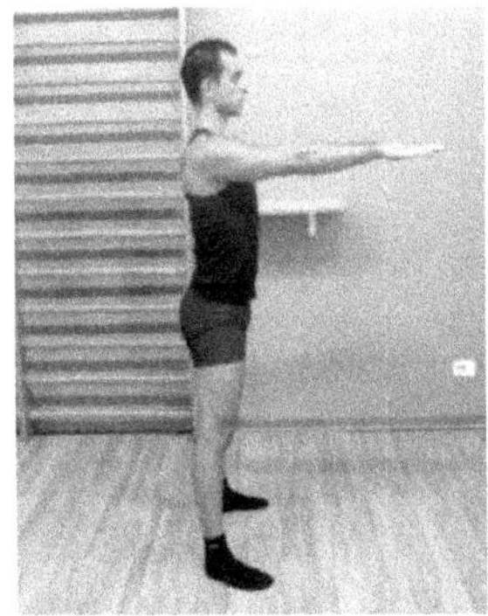
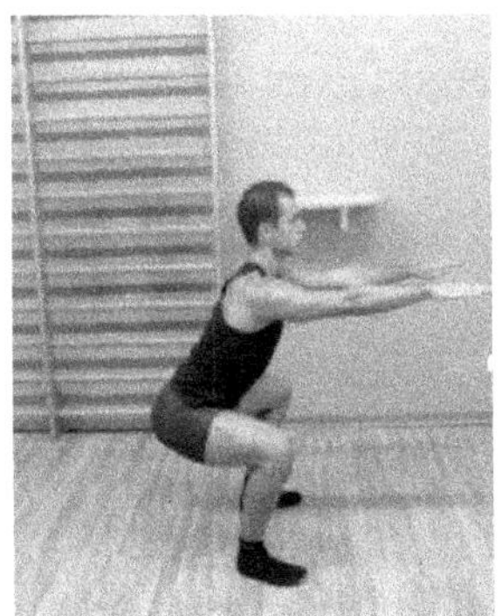

Affondi

Principali muscoli interessati: glutei, ischio crurali, quadricipiti.

Altri muscoli interessati: addominali, polpacci.

Descrizione: anche questo è un esercizio fondamentale per l'allenamento della parte inferiore del corpo. Richiede molta coordinazione e controllo per non perdere l'equilibrio durante l'esecuzione del movimento. Ottimo, quindi, anche per migliorare il controllo propriocettivo degli arti inferiori. Anche in questo caso ti consigliamo di eseguire gli affondi a corpo libero senza nessun sovraccarico aggiuntivo.

Parti dalla posizione eretta a piedi uniti, inginocchiati indietro in modo che il ginocchio della gamba posteriore sfiori il pavimento. Mantieni la schiena diritta senza inclinarla in avanti. Risollevati nella posizione iniziale. Fai attenzione nel movimento di risalita a non spingere in avanti il ginocchio.

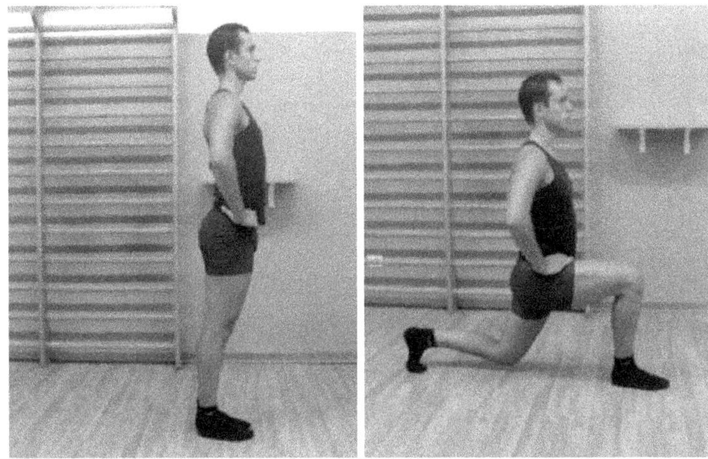

Squat bulgaro

Principali muscoli interessati: glutei, ischio crurali, quadricipiti.

Altri muscoli interessati: addominali.

Descrizione: esercizio molto impegnativo e specifico per l'allenamento dei glutei. Ottimo per riequilibrare la forza degli arti inferiori. Posiziona un piede su una panchetta, una sedia o un box e l'altro piede leggermente davanti al corpo. Inginocchiati fino a portare il ginocchio della gamba posteriore vicino al pavimento. Anche in questo esercizio il ginocchio anteriore (in particolar modo la proiezione verticale) non supera mai la punta del piede. Risollevati e torna alla posizione iniziale.

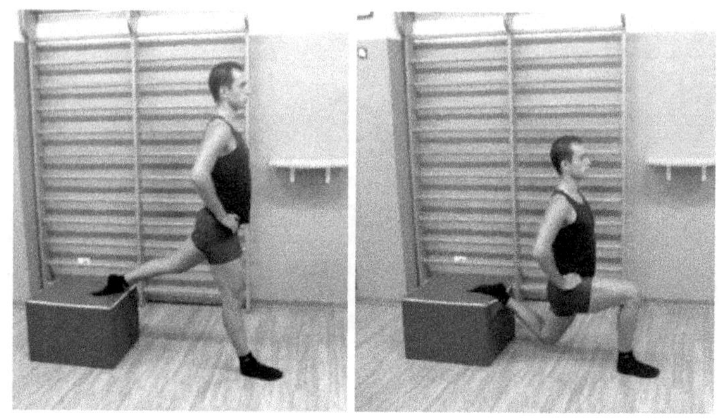

Squat a una gamba Box

Principali muscoli interessati: glutei, quadricipiti, ischio crurali.

Altri muscoli interessati: addominali.

Descrizione: questo squat è molto impegnativo ed è esclusivamente consigliato per chi gode di un'ottima forma atletica. Ideale per chi si allena a casa, ma non disponendo di manubri pesanti o bilancieri vuole allenare in modo pesante comunque il distretto inferiore del corpo. L'esercizio richiederà molta forza e molta coordinazione. Inizialmente potrà bastare solo il tuo peso per eseguire questo esercizio. Successivamente, quando i tuoi arti inferiori avranno acquisito forza, potrai aggiungere dei carichi, come un manubrio o un kettlebell tenuto tra le mani.

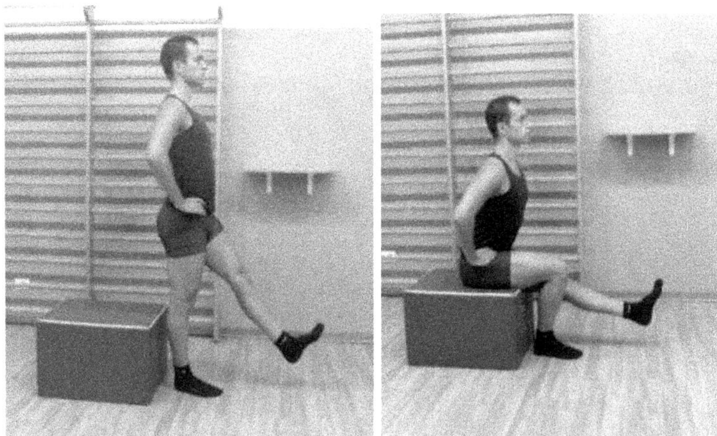

Sollevamento sulle punte dei piedi

Muscoli interessati: gastrocnemio, soleo.

Descrizione: semplice esercizio con cui allenare i polpacci in modo ottimale.

Stacca un piede da terra, rimani in equilibrio mantenendo la posizione eretta. Se hai difficoltà a mantenere l'equilibrio puoi appoggiarti a un sostegno. Da questa posizione stacca il tallone del piede appoggiato sollevandoti in alto, mantieni per un secondo la posizione e riabbassati. Continua con questo movimento di flesso-estensione della caviglia per il numero di volte indicate dal tuo programma d'allenamento. In genere i muscoli dei polpacci rispondono bene agli stimoli sulla resistenza, quindi esegui un buon numero di ripetizioni per questo esercizio (almeno 15-20).

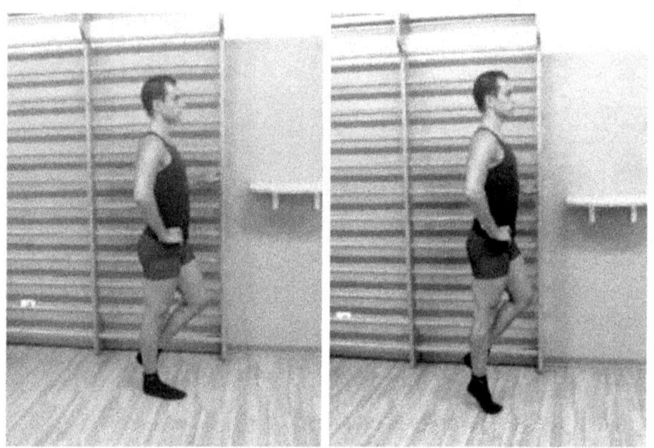

SEGRETO n. 32: per allenare in modo ottimale gli arti inferiori a corpo libero esegui esercizi come lo squat, gli affondi, lo squat bulgaro, lo squat a una gamba e i sollevamenti sulle punte dei piedi.

Esercizi di allungamento e mobilizzazione della colonna vertebrale

Abbiamo voluto inserire questo paragrafo per illustrarti semplici esercizi con cui stirare e mobilizzare la tua colonna vertebrale.

Imparare a fare questi esercizi ti sarà di grande aiuto per mantenere una schiena efficiente e allontanare i fastidi muscolari da questa zona.

Ripeti le posizioni che ti illustreremo mantenendole per almeno 40-50 secondi. I più bravi e motivati potranno ripetere la sequenza per due o tre volte.

Zona lombare, dorsale, cervicale: tira in basso la testa cercando il massimo allungamento.

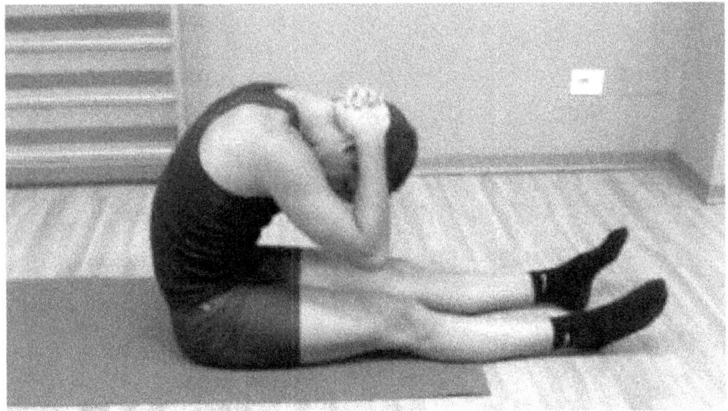

Zona lombare, glutei: abbassa le ginocchia lateralmente stirando al massimo la zona lombare.

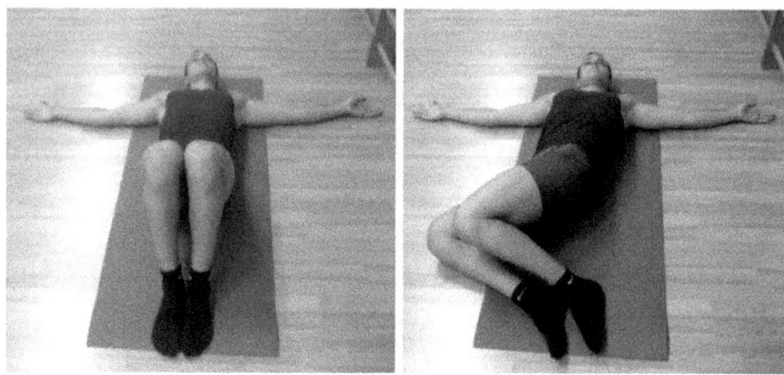

Zona cervicale, trapezi: tira lateralmente il capo, prima a destra e poi a sinistra, e successivamente verso il basso.

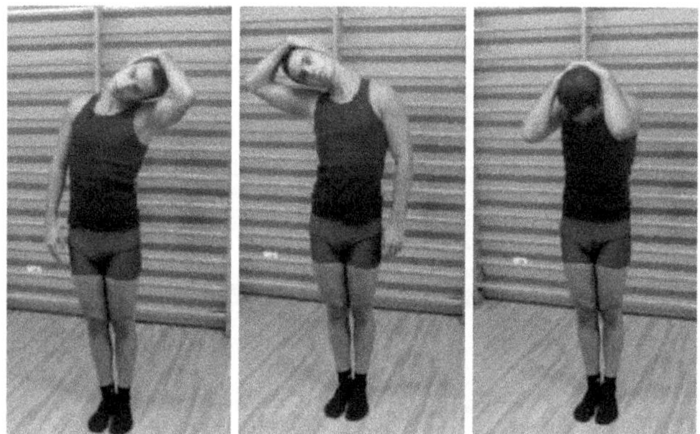

Zona lombare, glutei: tira verso di te la coscia in modo da stirare i glutei.

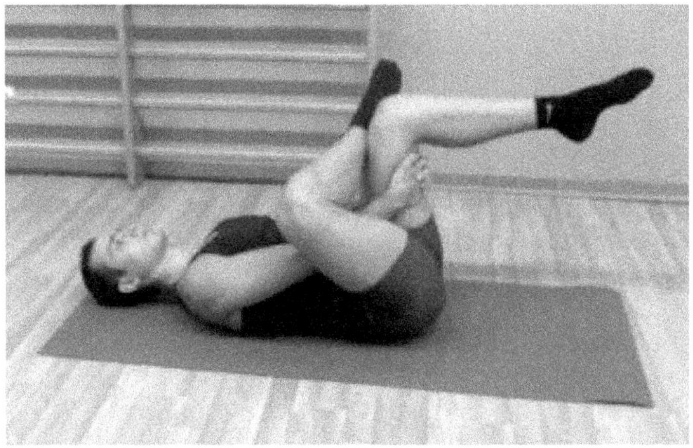

Zona lombare, dorsale, adduttori: divarica le gambe e allungati in avanti, poi verso un piede e poi verso l'altro.

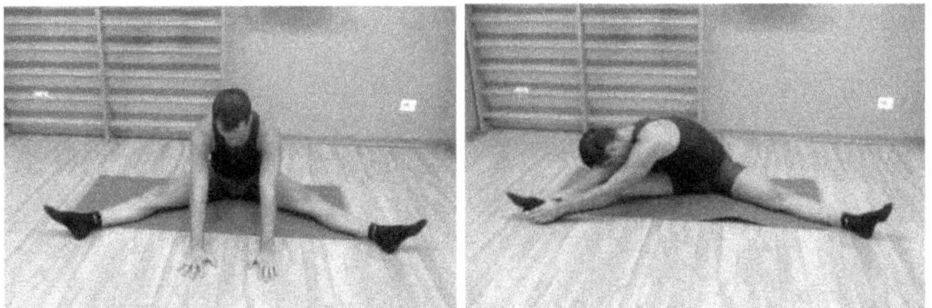

Adduttori: distenditi a terra e divarica le gambe aiutandoti con le mani.

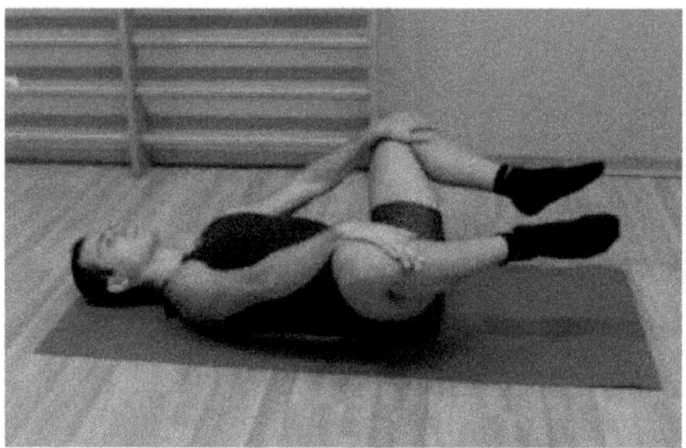

Zona lombare, posteriori della coscia, adduttori: abbassati e distenditi al massimo con il busto cercando di afferrare il piede.

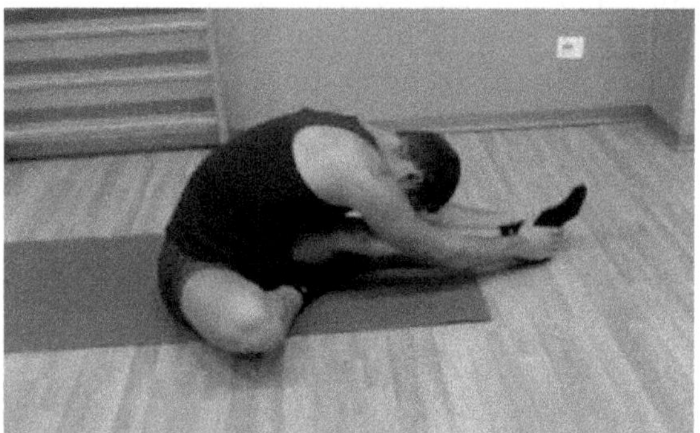

Zona lombare, posteriori della coscia, flessore della coscia: abbassati e distenditi al massimo con il busto cercando di afferrare il piede.

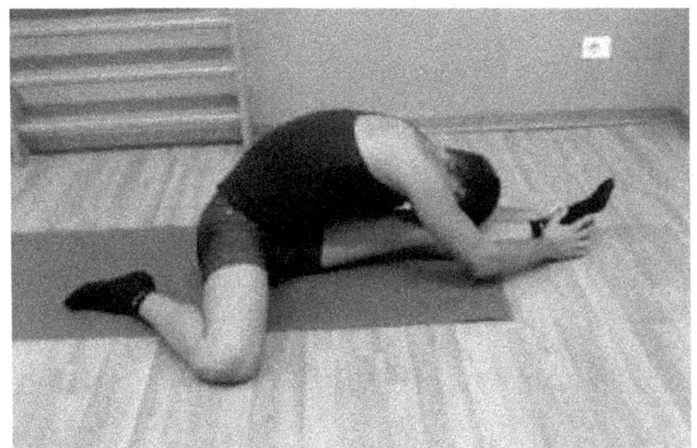

Glutei, flessori della coscia (ileopsoas): inginocchiati distendendo dietro la gamba posteriore.

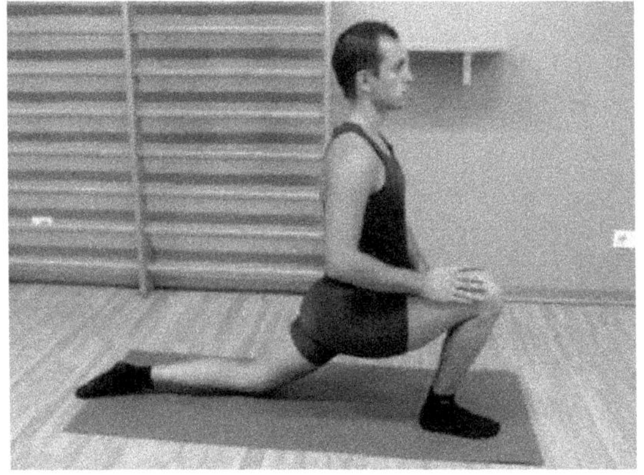

Cerca di non trascurare questi esercizi. Tutti, sia quelli di rinforzo muscolare che quelli di allungamento e mobilizzazione, possono esserti d'aiuto per migliorare la tua forma fisica e integrare il tuo allenamento di Pilates.

SEGRETO n. 33: non dimenticare di eseguire esercizi di allungamento e mobilizzazione della colonna vertebrale. Questi esercizi sono molto importanti e ti permetteranno di mantenere una postura migliore e prevenire gli infortuni alla schiena.

RIEPILOGO DEL GIORNO 4:

- SEGRETO n. 29: integra il tuo allenamento di Pilates con esercizi a corpo libero. Questi esercizi ti permetteranno di rinforzare addominali, parte superiore e inferiore del corpo. Non trascurare lo stretching e la mobilizzazione della colonna vertebrale.
- SEGRETO n. 30: per rinforzare la parte superiore del corpo esegui esercizi come i piegamenti a terra, il rematore con asciugamano e i dip su una sedia.
- SEGRETO n. 31: per allenare gli addominali ti consigliamo esercizi come il crunch, il crunch a libretto e il sollevamento laterale. In questo modo allenerai in modo completo tutta la regione centrale del tuo corpo.
- SEGRETO n. 32: per allenare in modo ottimale gli arti inferiori a corpo libero esegui esercizi come lo squat, gli affondi, lo squat bulgaro, lo squat a una gamba e i sollevamenti sulle punte dei piedi.
- SEGRETO n. 33: non dimenticare di eseguire esercizi di allungamento e mobilizzazione della colonna vertebrale. Questi esercizi sono molto importanti e ti permetteranno di

mantenere una postura migliore e prevenire gli infortuni alla schiena.

GIORNO 5:
Le sei tabelle d'allenamento

Ti abbiamo mostrato esercizi di Pilates spiegando passo per passo la loro esecuzione e ti abbiamo mostrato altri esercizi a corpo libero che ti consentiranno di variare il tuo allenamento e rinforzare tutto il corpo. Ora ti proponiamo delle semplici tabelle di allenamento che potrai seguire e che saranno in ordine crescente di difficoltà, in modo da poterti permettere di progredire gradualmente con la tua forma fisica.

Prima di iniziare l'allenamento fai sempre l'esercizio della respirazione che ti abbiamo illustrato nel Giorno 2.

Per il primo mese ti consigliamo di concentrarti sull'apprendimento degli esercizi, seguendo le indicazioni che ti abbiamo dato per la loro esecuzione. Ricordati che per avere la massima efficacia gli esercizi del Pilates dovranno essere eseguiti con precisione e fluidità. Sarà molto importante imparare bene la tecnica di ogni esercizio per poi poterti concentrare, durante l'allenamento, su altri aspetti fondamentali come la contrazione massima, l'allungamento e la respirazione.

Quando ti diremo di aumentare l'intensità vorrà dire che dovrai approfondire ancora più gli addominali, eseguire le ripetizioni in maniera più fluida e fare meno pause tra gli esercizi.

Ogni tabella d'allenamento ha validità per quattro settimane, e dovrai ripeterla almeno due o tre volte alla settimana. Passate queste quattro settimane (in cui farai almeno otto allenamenti di Pilates) passerai al mesociclo successivo, in cui andrai ad aumentare la difficoltà degli esercizi e la loro intensità. Le tabelle sono state studiate per farti assimilare al meglio il Pilates. Ecco come sono state organizzate, ognuna con uno scopo preciso:

- tabella 1: Adattamento;
- tabella 2: Perfezionamento;
- tabella 3: Intensificazione 1;
- tabella 4: Intensificazione 2;
- tabella 5: Intensificazione 3;
- tabella 6: Intensificazione 4.

Andiamo ora a vedere le tabelle di allenamento, cominciando con quella del primo mese.

SEGRETO n. 34: le sei tabelle che andrai a seguire dureranno ognuna quattro settimane. Esegui ogni tabella almeno due o tre volte alla settimana. Il primo mese seguirai una tabella di Adattamento, la seconda sarà di Perfezionamento e le successive saranno di Intensificazione.

Nota: l'indicazione "rep" indica il numero di ripetizioni da eseguire. Esempio: 3 rep, indica di eseguire tre ripetizioni.

Primo mese: Tabella 1 (Adattamento)

Cosa devi fare: eseguire gli esercizi in successione con il numero di ripetizioni segnato a lato, concentrandoti molto sulla tecnica corretta del movimento. Rilassati qualche secondo dopo aver eseguito le ripetizioni indicate e passa all'esercizio successivo. Se le ripetizioni che ti consigliamo non bastano, o non sei sicuro di aver imparato la tecnica corretta, ripeti la serie.

1. Hundred con i piedi appoggiati a terra: 5 respirazioni
2. Half Roll Down: 3 rep
3. One Leg Circles: 3 rep per direzione
4. Single Leg Stretch: 6 rep
5. Double Leg Stretch: 6 rep
6. Single Straight Leg Stretch: 6 rep
7. Lower Lift: 6 rep
8. Criss Cross con gambe ferme: 6 rep
9. Spine Stretch Forward: 3 rep
10. Corkscrew: 2 rep per direzione
11. Saw: 3 rep per lato
12. Swan: 3 rep
13. Single Leg Kick: 5 rep per gamba
14. Side Kick solo Front-Back: 6 rep
15. Front Support: tenuta 5 tempi

In queste prime quattro settimane d'allenamento l'obiettivo primario è imparare gli esercizi base e assimilare al meglio il loro movimento. Ricorda che la respirazione è importantissima, quindi presta sempre attenzione a come respiri. Segui le indicazioni che ti abbiamo dato, e dove non sono fornite segui il tuo naturale ritmo di respiro ricordandoti sempre di approfondire gli addominali ancora di più quando espiri.

SEGRETO n. 35: nelle prime settimane concentrati sulla tecnica corretta degli esercizi e sulla respirazione, tenendo bassa l'intensità.

Secondo mese: Tabella 2 (Perfezionamento)

Cosa devi fare: scopo di queste quattro settimane sarà quello di perfezionare la tua tecnica. Dovrai eseguire gli esercizi in successione cercando di mettere in pratica la tecnica acquisita nel mese precedente. Aumenta l'intensità negli esercizi in cui senti più sicura la gestualità dei tuoi movimenti. Per aumentare l'intensità puoi eseguire l'esercizio una volta in più oppure raddoppiare le ripetizioni.

1. Hundred con gambe sollevate: 7 respirazioni
2. Half Roll Down: 4 rep
3. One Leg Circles: 4 rep per direzione
4. Rolling like a Ball: solo stabilizzazione e piccole oscillazioni
5. Single Leg Stretch: 6 rep
6. Double Leg Stretch: 6 rep
7. Single Straight Leg Stretch: 6 rep
8. Lower Lift: 6 rep
9. Criss Cross con gambe ferme: 6 rep
10. Spine Stretch Forward: 3 rep
11. Corkscrew: 2 rep per direzione
12. Saw: 3 rep
13. Swan: 3 rep
14. Single Leg Kick: 6 rep per gamba
15. Side Kick Front-Back + Up-Down: 6 rep per gruppo
16. Seal: solo battuta piedi in equilibrio senza oscillazioni
17. Front Support: tenuta 5 tempi

Dopo il primo mese di apprendimento degli esercizi potrai concentrarti di più sulla fluidità dei movimenti.

SEGRETO n. 36: nel secondo mese d'allenamento, imparata la tecnica degli esercizi principali, potrai aumentare l'intensità degli esercizi e cercare di migliorare la respirazione.

In questa seconda tabella abbiamo inserito i due esercizi di rotolamento, ma prima di eseguirli in modo completo cerca di trovare l'equilibrio nella posizione iniziale facendo delle piccole oscillazioni.

Terzo mese: Tabella 3 (Intensificazione 1)

Cosa devi fare: scopo dei programmi che andrai a eseguire d'ora in poi sarà quello di rendere più dure e intense le tue sedute d'allenamento. Esegui gli esercizi in successione cercando di riposarti il meno possibile tra un esercizio e l'altro. Cerca di non abbassare le spalle e la testa tra il Single Leg Stretch e il Double Leg Stretch.

1. Hundred con gambe sollevate: 8 respirazioni
2. Half Roll Down: 4 rep
3. One Leg Circles: 4 rep per direzione
4. Rolling like a Ball: 6 rep
5. Single Leg Stretch: 8 rep
6. Double Leg Stretch: 8 rep
7. Single Straight Leg Stretch: 8 rep
8. Lower Lift: 8 rep
9. Criss Cross con gambe alternate: 8 rep
10. Spine Stretch Forward: 3 rep
11. Corkscrew: 3 rep per direzione
12. Saw: 4 rep per lato
13. Swan: 4 rep
14. Single Leg Kick: 6 rep per gamba
15. Side Kick Front-Back + Up-Down + Little Circles: 6 rep per gruppo
16. Seal: 8 rep
17. Front Support: tenuta 10 tempi

Se hai seguito bene il programma delle prime due tabelle, a questo punto dovresti essere in grado di eseguire gli esercizi di questa tabella in maniera corretta, dovresti aver migliorato la tua respirazione e potrai quindi dedicarti maggiormente alla fluidità dei movimenti.

Quarto mese: Tabella 4 (Intensificazione 2)

Cosa devi fare: dovrai eseguire sempre gli esercizi in successione cercando di passare tra un esercizio e l'altro in maniera fluida e riposandoti ogni tre-quattro esercizi. Fai la prima metà delle ripetizioni cercando di migliorare la tecnica, e la seconda metà migliorando la fluidità. Quando l'esercizio viene svolto in modo corretto e fluido puoi raddoppiare le ripetizioni. Se hai già seguito lezioni di Pilates e conosci gli esercizi puoi partire da questa tabella.

1. Hundred con gambe sollevate: 8 respirazioni
2. Half Roll Down: 4 rep
3. Roll Up gambe leggermente piegate: 4 rep
4. One Leg Circles: 4 rep per direzione
5. Rolling like a Ball: 6 rep
6. Single Leg Stretch: 8 rep
7. Double Leg Stretch: 8 rep
8. Single Straight Leg Stretch: 8 rep
9. Lower Lift: 8 rep
10. Criss Cross con gambe alternate: 8 rep
11. Spine Stretch Forward: 4 rep
12. Corkscrew: 3 rep per direzione
13. Saw: 3 rep per lato
14. Swan: 3 rep
15. Single Leg Kick: 6 rep per gamba
16. Side Kick Front-Back + Up-Down + Little Circles + Inside Leg Circles: 8 rep per gruppo
17. Seal: 8 rep
18. Front Support: tenuta 10 tempi

In questa tabella l'intensità di allenamento sarà maggiore, cerca di rilassarti poco tra un esercizio e l'altro. Tra il Single Leg Stretch e il Double Leg Stretch non abbassare la testa e le spalle.

SEGRETO n. 37: nella terza e quarta tabella d'allenamento cerca sempre di migliorare la fluidità di esecuzione degli esercizi, aumentando così l'intensità di allenamento.

Quinto mese: Tabella 5 (Intensificazione 3)

Cosa devi fare: in questa tabella dovrai eseguire solo le prime due-tre ripetizioni per curare la precisione mentre le altre dedicale alla fluidità, senza però tralasciare la tecnica. La difficoltà maggiore sarà unire tecnica e fluidità. Anche in questo caso qualora le ripetizioni non fossero sufficienti a stancarti raddoppiale.

1. Hundred con gambe sollevate: 10 respirazioni
2. Half Roll Down: 3 rep
3. Roll Up gambe tese: 5 rep
4. One Leg Circles: 5 rep per direzione
5. Rolling like a Ball: 8 rep
6. Single Leg Stretch: 10 rep
7. Double Leg Stretch: 10 rep
8. Single Straight Leg Stretch: 8 rep
9. Lower Lift: 8 rep
10. Criss Cross con gambe alternate: 6 rep
11. Spine Stretch Forward: 3 rep
12. Corkscrew: 4 rep per direzione
13. Saw: 4 rep per gamba
14. Swan: 5 rep
15. Single Leg Kick: 8 rep per gamba
16. Side Kick Front-Back + Up-Down + Little Circles + Inside Leg Circles: 8 rep per gruppo
17. Teaser con tutti e due i piedi appoggiati a terra: 4 rep
18. Seal – 8 rep
19. Front Support – tenuta 10 tempi

Nella quinta tabella sono presenti tutti gli esercizi descritti, quindi imparerai a eseguire con buona tecnica e fluidità tutti gli esercizi che ti abbiamo proposto L'intensità dovrà essere sempre elevata, cerca di non riposarti tra un esercizio e l'altro ma di rilassarti solo qualche secondo dopo quattro-cinque esercizi. L'allenamento sarà più duro ma molto efficace a tonificare tutto il tuo corpo.

Sesto mese: Tabella 6 (Intensificazione 4)

Cosa devi fare: in quest'ultima tabella dovrai eseguire gli esercizi con la massima fluidità possibile, cercando di passare da un esercizio all'altro senza fermare il movimento e rilassandoti ogni sei esercizi per pochi secondi. Cerca di eseguire gli esercizi in successione senza guardare la tabella.

1. Hundred con gambe sollevate: 10 respirazioni
2. Roll Up gambe tese: 5 rep
3. One Leg Circles: 10 rep
4. Rolling like a Ball: 10 rep
5. Single Leg Stretch: 10 rep
6. Double Leg Stretch: 10 rep
7. Single Straight Leg Stretch: 10 rep
8. Lower Lift: 10 rep
9. Criss Cross con gambe alternate: 10 rep
10. Spine Stretch Forward: 5 rep
11. Corkscrew: 4 rep per direzione
12. Saw: 5 rep per lato
13. Swan: 5 rep
14. Single leg Kick: 8 rep per gamba
15. Side Kick Front-Back + Up-Down + Little Circles + Inside Leg Circles: 10 rep per gruppo
16. Teaser con una gamba stesa avanti: 5 rep
17. Seal: 10 rep
18. Front Support: tenuta 10 tempi x 2

L'ultima tabella che ti proponiamo dovrai eseguirla con ancora maggiore intensità, rilassandoti per pochi secondi solo dopo sei esercizi. Tutto questo renderà l'allenamento più duro ma ancor più vantaggioso per la tua forma fisica.

SEGRETO n. 38: nell'ultima tabella cerca di memorizzare la sequenza degli esercizi in modo da eseguirli in successione e senza pause. Così facendo aumenterai l'intensità e la fluidità del programma aumentano i benefici.

Le prime tabelle che ti abbiamo proposto ti consentiranno di prendere confidenza con il metodo Pilates e i suoi esercizi, potrai concentrarti sulla centralizzazione, sulla precisione e sul controllo dei movimenti. Le ultime, invece, saranno più impegnative e metteranno alla prova il controllo acquisito e la tua resistenza. Ricordati che man mano che prenderai confidenza con gli esercizi dovrai cercare di migliorare la fluidità senza però perdere la precisione. Non dimenticarti la respirazione, infatti respirando nel modo giusto tutti gli esercizi saranno più efficaci.

Se dovessi avere un giorno in più da dedicare ai tuoi allenamenti, ti consigliamo di eseguire questo piccolo programmino composto da semplici esercizi a corpo libero. Questi esercizi ti permetteranno di migliorare ancor più il tuo livello di forma fisica. Gli esercizi da svolgere sono semplici e sono tutti indicati nel Giorno 4. Esegui gli esercizi in successione per il numero di serie e ripetizioni indicato a fianco. Per esempio, quanto trovi la dicitura “Crunch 4x15 rec. 1’ ”, significa che dovrai eseguire l’esercizio del crunch per quindici ripetizioni, recuperi un minuto, e lo ripeti ancora per tre volte. In tutto dovrai eseguire quattro serie da quindici ripetizioni intervallate ognuna da una pausa di un minuto.

Prima di partire con il programma riscaldati con cinque minuti di camminata sul posto o cinque minuti di salto con la corda. Se ne hai la possibilità puoi anche eseguire cinque minuti di attività aerobica generale tipo cyclette o tapis roulant.

Programma a corpo libero

Addominali

Crunch: 3x15 rec. 1’

Crunch a libretto: 3x15 rec. 1’

Parte superiore

Piegamenti a terra: 3x10 rec. 1’

Rematore con asciugamano: 3x10 rec. 1’

Dip su sedia: 3x10 rec. 1’

Parte inferiore

Affondi: 3x8 per lato

Squat a 1 gamba: 3x8 per lato

Sollevamento sulle punte dei piedi: 3x20 per lato

Esercizi vari di allungamento e mobilizzazione della colonna vertebrale

Se noti che qualche esercizio ti viene male o hai difficoltà a eseguirlo sostituiscilo con altri presenti nel Giorno 4.

SEGRETO n. 39: se ti rimane un giorno in più da dedicare ai tuoi allenamenti esegui gli esercizi a corpo libero come da programma mostrato.

Terminati questi sei mesi di allenamento con il Pilates avrai acquistato maggior elasticità muscolare, avrai incrementato i tuoi livelli di forza, ti sentirai più tonico e il tuo addome apparirà meno gonfio e più scolpito. Tutto questo sarà ancor più evidente se avrai cura di mangiare bene seguendo i consigli che ti proporremo nell'ultimo Giorno.

SEGRETO n. 40: terminate le sei tabelle d'allenamento ti sentirai più elastico, più forte, più tonico e con un addome meno gonfio e più scolpito.

RIEPILOGO DEL GIORNO 5:

- SEGRETO n. 34: le sei tabelle che andrai a seguire dureranno ognuna quattro settimane. Esegui ogni tabella almeno due o tre volte alla settimana. Il primo mese seguirai una tabella di Adattamento, la seconda sarà di Perfezionamento e le successive saranno di Intensificazione.
- SEGRETO n. 35: nelle prime settimane concentrati sulla tecnica corretta degli esercizi e sulla respirazione, tenendo bassa l'intensità.
- SEGRETO n. 36: nel secondo mese d'allenamento, imparata la tecnica degli esercizi principali, potrai aumentare l'intensità degli esercizi e cercare di migliorare la respirazione.
- SEGRETO n. 37: nella terza e quarta tabella d'allenamento cerca sempre di migliorare la fluidità di esecuzione degli esercizi, aumentando così l'intensità di allenamento.
- SEGRETO n. 38: nell'ultima tabella cerca di memorizzare la sequenza degli esercizi in modo da eseguirli in successione e senza pause. Così facendo aumenterai l'intensità e la fluidità del programma aumentano i benefici.

- SEGRETO n. 39: se ti rimane un giorno in più da dedicare ai tuoi allenamenti esegui gli esercizi a corpo libero come da programma mostrato.
- SEGRETO n. 40: terminate le sei tabelle d'allenamento ti sentirai più elastico, più forte, più tonico e con un addome meno gonfio e più scolpito.

GIORNO 6:
L'alimentazione migliore per chi pratica il Pilates

Siamo giunti quasi alla fine, e per completare al meglio il tuo percorso di miglioramento fisico con il Pilates, non ti resta che imparare come mangiare in modo corretto. Siamo sicuri che usando questi semplici consigli alimentari potrai ottimizzare i tuoi allenamenti, ridurre il grasso in eccesso e dare al tuo fisico l'energia necessaria per gli esercizi.

Se impostare un corretto allenamento è determinante, di pari valore è creare il giusto approccio nutrizionale. L'alimentazione dovrà permetterti di ridurre la percentuale di grasso senza intaccare la tua preziosa massa magra. Infatti il modo corretto per perdere peso è quello che consente di ridurre la massa grassa! Ma la muscolatura va preservata, perché darà al tuo fisico le forme giuste e la tonicità che tanto desideri, e in più farà sì che il tuo metabolismo rimanga elevato e ti permetta di bruciare di più durante l'intera giornata.

Non vogliamo proporti nessuna dieta, ma semplicemente darti dei consigli alimentari semplici da mettere in pratica già da subito.

Rispettare questi semplici consigli è fondamentale per non fallire nel tuo percorso!

SEGRETO n. 41: abbina una corretta alimentazione ai tuoi allenamenti di Pilates. Così facendo potrai ottimizzare le tue sedute, ridurre il grasso in eccesso e dare al tuo fisico più energia.

Se però il tuo stato di forma fisica sfiora il soprappeso o sei in uno stato di obesità, il consiglio che ti diamo è quello di prenotare al più presto una visita da un dietologo. La dieta che ti imposterà ti permetterà di perdere i chili in eccesso in modo che anche tu possa eseguire i programmi d'allenamento presenti in questa guida.

Avvertenza: Prima di intraprendere qualsiasi regime alimentare chiedi un parere al tuo medico di famiglia, anche se sei in buona forma fisica.

L'idea di questi consigli alimentari non nasce a scopo punitivo per privarti dei cibi che più ti piacciono, ma con l'intento di indurre invece ad abituarti a un regime alimentare equilibrato e che possa mantenere un livello di grasso ottimale per l'attività fisica praticata.

L'allenamento del Pilates, come qualsiasi attività fisica specifica (nuoto, palestra, tennis ecc.) richiede impegno, sacrifici e attenzione a ciò che si mangia. Solo attraverso un regime nutrizionale equilibrato si potranno raggiungere prestazioni eccellenti e far sì che la forma fisica migliori. Spesso, e a torto, si pensa che mangiare poco possa far perdere peso in modo più rapido e duraturo. Ma non è così e regimi ipocalorici prolungati portano a stati di forma fisica inadeguati, facilitano l'insorgere di malattie e predispongono il fisico a una maggiore probabilità di infortuni.

Per rimanere in forma, intesa con una percentuale bassa di grasso e un'ottima efficienza muscolare, bisogna saper mangiare in modo corretto. Mangiando in modo corretto insegnerai al tuo corpo a bruciare i grassi e a raggiungere la forma fisica desiderata. Ti sentirai forte e pieno d'energia, non sarai mai stanco e avrai tanta voglia di allenarti. Ecco i consigli che non dovrai mai dimenticare, stampali e imparali in modo da averli sempre visibili e in testa.

Fai cinque-sei pasti al giorno

Questo è un consiglio basilare per permetterti di mangiare in modo equilibrato durante l'intera giornata. Mangiare più volte al giorno (colazione, spuntino di metà mattinata, pranzo, merenda, cena) è molto importante in quanto ti permetterà di mantenere sotto controllo i livelli di glicemia, di distribuire meglio i quantitativi calorici durante la giornata e di avere una migliore efficienza psico-fisica durante tutto il giorno. Programmati i pasti e cerca di introdurre piccole quantità di cibo ogni tre ore.

Il consiglio che ti diamo è quello di evitare ciò che fanno in molti: caffè e cornetto la mattina, nulla durante tutta la giornata, maxi abbuffata la sera. Questo stile molto comune ai giorni nostri è la cosa peggiore che tu possa fare, ed è la causa principale del tuo cattivo stato di forma fisica. Non esiste la scusa "non ci riesco, non posso"! Se tieni alla tua salute devi imparare a dedicare tempo a te stesso, e devi iniziare con il mangiare più volte durante il giorno. Non immagini come il tuo corpo, con il solo fatto di distribuire meglio le calorie durante il giorno, possa migliorare!

SEGRETO n. 42: cerca di fare almeno cinque pasti giornalieri (colazione, spuntino, pranzo, merenda, cena). Così facendo manterrai sotto controllo i livelli di glicemia, distribuirai meglio i quantitativi calorici durante la giornata e avrai una migliore efficienza psico-fisica durante tutto il giorno.

Limita l'uso di carboidrati

I carboidrati sono la principale fonte energetica durante l'attività fisica. In media forniscono quattro calorie per grammo, e il 10% circa viene utilizzato dall'organismo per i processi della loro digestione e assorbimento. I carboidrati vengono classificati in base alla loro struttura chimica in semplici e complessi.

I **carboidrati semplici**, chiamati anche zuccheri, comprendono:

- monosaccaridi: glucosio, fruttosio, galattosio;
- disaccaridi: saccarosio, lattosio, maltosio;
- oligosaccaridi: maltodestrine.

I **carboidrati complessi** prendono il nome di polisaccaridi. Possono essere di origine vegetale (amidi e fibre), o animale (glicogeno). Il glicogeno è la principale fonte di riserva energetica dell'organismo, viene immagazzinato nel fegato e nei muscoli fino a un massimo di 400-500 grammi.

I carboidrati, dopo essere stati trasformati in glucosio durante la fase di digestione e assorbimento, possono andare incontro a tre processi metabolici differenti:

- usati per produrre energia;
- immagazzinati nelle riserve muscolari ed epatiche come glicogeno;
- trasformati in grasso di deposito, qualora le scorte di glicogeno siano sature.

I carboidrati sono fondamentali per chi fa attività fisica, perché forniscono l'energia per i tuoi allenamenti. Spesso in questi ultimi anni si è parlato molto di alimentazione *low-carb*, con un basso apporto di carboidrati; il consiglio che ti diamo è comunque di non esagerare con queste diete e seguirle solamente per pochi mesi all'anno. È importante non eliminare mai del tutto i carboidrati dalla tua dieta, perché le diete con carenza prolungata di carboidrati portano alla formazione di corpi chetonici che acidificano il sangue e possono provocare situazioni gravi per il tuo fisico.

Fai attenzione anche a chi ti propina diete iperproteiche e con un eccesso di grassi, queste alimentazioni potrebbero portarti a stati di ipercolesterolemia, di patologie epatiche e renali, se non addirittura ad alcune forme tumorali. In caso di dubbio consulta sempre il tuo medico di fiducia. Diffida di tutti quei personal trainer e preparatori atletici che, senza nessun titolo, ti propongono alimentazioni sbilanciate e pericolose per la tua salute.

Quello che ti consigliamo è di introdurre i carboidrati complessi (pane, pasta, riso) nella prima parte della giornata (fino a pranzo), per poi ridurli nel pomeriggio e in serata.

Cerca però di limitare il più possibile il consumo di zuccheri semplici (miele, zucchero, glucosio e derivati). Via libera, invece, ad alimenti ricchi di fibra come frutta e verdura.

SEGRETO n. 43: assumi i carboidrati nella prima parte della giornata. Prediligi i carboidrati complessi come pasta, riso, pane, fette biscottare e simili. Riduci al minimo invece i carboidrati semplici come lo zucchero.

Assumi molte fibre e fai pasti ricchi di verdure

Come accennato precedentemente, un alimento che non dovrà mai mancare nei tuoi pasti principali (pranzo e cena) è la verdura. La verdura è importante perché ti darà un senso di sazietà senza fornirti troppe calorie. In più rifornirà il tuo organismo di sostanze importanti come vitamine e sali minerali.

Mangia il giusto quantitativo di proteine

Partiamo subito col dirti di non esagerare con le proteine. È vero che le proteine rivestono un ruolo molto importante nel nostro organismo ma non sarà con l'esagerazione che otterrai dimagrimenti esagerati.

Le proteine forniscono circa quattro calorie per grammo e svolgono numerose funzioni nel corpo, tra cui:

- plastica: di costruzione di nuovo muscolo;
- regolatrice: ormonale e del metabolismo;
- strutturale: come i ponti contrattili tra actina e miosina, presenti nelle ossa, nei tendini, nei legamenti;
- trasporto ematico: con le lipoproteine e con l'emoglobina;
- difesa immunitaria: con le immunoglobuline;
- ereditaria: con la trasmissione dei caratteri genetici (DNA e RNA).

Le proteine sono costituite chimicamente da carbonio, idrogeno, ossigeno e azoto. Sono formate da catene di aminoacidi, che rappresentano i loro mattoni costitutivi. Esistono circa una ventina di aminoacidi che combinati tra di loro permettono di formare decine di milioni di proteine. Gli aminoacidi si dividono in aminoacidi essenziali (che non possono essere sintetizzati dall'organismo) e non essenziali (che possono essere sintetizzati a partire da altri nutrienti).

Le proteine che servono maggiormente a chi si allena in modo costante sono quelle di origine animale, ricche di aminoacidi essenziali, tra le quali ti consigliamo:

- carne di vitello magro;
- carne di maiale magro;
- carne di cavallo;
- carne bianca, in particolare pollo e tacchino;
- bresaola e affettati sgrassati;
- pesce in generale;
- albumi d'uovo;
- latte parzialmente scremato e yogurt magro.

Le proteine di origine vegetale contengono pochi aminoacidi essenziali, per questo il loro valore biologico è inferiore e vengono utilizzate meno dagli sportivi o da chi si allena abitualmente.

Ti starai chiedendo: **ma quante proteine devo assumere?** La risposta non è semplice ed è influenzata da molti fattori (tra cui l'allenamento, la tua condizione di grasso, la tua capacità di assorbimento proteico, i tuoi livelli ormonali, il tuo stile di vita).

Considera che la dose giornaliera raccomandata (DGR) di un adulto medio è di 0,83gr/kg (Food and Nutrition Board). Nell'atleta che effettua allenamenti intensi e con un elevato impegno muscolare questo fabbisogno può aumentare fino ad arrivare a 1,8-2,3 gr/kg. Ma non di più! Per i tuoi allenamenti di Pilates di consigliamo di stare intorno a 1-1,4 gr/kg.

Una dieta troppo sbilanciata sulle proteine obbliga l'organismo a un lavoro eccessivo per la sua metabolizzazione, con sovraccarico epatico e renale. Più ricerche dimostrano che un consumo smodato di proteine di origine animale può incrementare il rischio di sviluppare tumori maligni. Quindi attieniti a queste indicazioni e non andare oltre.

SEGRETO n. 44: mangia il giusto quantitativo di proteine. Per i tuoi allenamenti di Pilates mantieni i livelli proteici a 1-1,4 gr/kg. Non esagerare con i cibi proteici, non serve a nulla!

Introduci prevalentemente grassi insaturi

I grassi, chiamati anche lipidi, sono formati da carbonio, idrogeno e ossigeno (con un rapporto idrogeno-ossigeno molto più alto rispetto ai carboidrati) e sono sostanze con un basso grado di solubilità in acqua. I grassi sono costituiti da una molecola di glicerolo legata a una, due o tre molecole di acidi grassi.

I grassi, mediamente, forniscono nove calorie per grammo. Sono presenti sia negli alimenti di origine animale sia negli alimenti di origine vegetale (oli). Hanno prevalentemente una funzione di riserva energetica e rappresentano il carburante principale per il cuore e per gli esercizi a bassa intensità.

I grassi di riserva vengono immagazzinati sotto forma di trigliceridi. I grassi, in base alle loro catene idrocarboniose, sono anche classificati in:

- grassi saturi: privi di doppio legame. Sono presenti nei prodotti di origine animale come uova, latte, formaggi, parti grasse delle carni e negli alimenti vegetali come olio di cocco o di palma;

- grassi insaturi: contengono uno (monoinsaturi) o più (polinsaturi) doppi legami tra gli atomi di carbonio e quelli di idrogeno. Tra gli alimenti contenenti i monoinsaturi troviamo l'olio d'oliva e la frutta secca. Quelli polinsaturi invece sono contenuti nel pesce, nelle noci, nell'olio di girasole e in alcuni estratti vegetali. I grassi insaturi risultato più digeribili e assorbibili rispetto a quelli saturi;
- grassi essenziali: sono quei grassi che non possono essere sintetizzati dal corpo umano. Sono i precursori degli eicosanoidi (prostaglandine, trombossani, leucotrieni), ossia quelle sostanze che intervengono nel sistema immunitario e nei processi infiammatori. I grassi essenziali sono l'acido linoleico e l'acido arachidonico;
- grassi idrogenati: chiamati anche grassi "trans", sono i più dannosi per l'organismo. Sono grassi polinsaturi, che attraverso un processo di idrogenazione, vengono trasformati in grassi saturi. Vengono usati molto nell'industria alimentare per la conservazione dei cibi anche a lunga scadenza. Si trovano nei biscotti, nelle merendine, nei cracker, nelle creme

spalmabili, nei prodotti dolciari e spesso come grassi di cottura nei fast food.

Cerca di limitare il più possibile l'uso dei grassi, soprattutto quelli saturi e idrogenati. Gli alimenti grassi che dovrai prediligere, nelle giuste quantità, sono:

- l'olio d'oliva extravergine;
- l'olio di lino (eventualmente come integrazione);
- l'olio di semi vari;
- frutta secca come noci, mandorle, nocciole, arachidi;
- cioccolato amaro, dall'85% in su.

Usa i grassi buoni (quelli insaturi) per condire gli alimenti. Evita burro o margarina, abolisci i cibi troppo pasticciati (come creme, dolci vari, salumi, salsicce ecc.) e di rado mangia i cibi fritti. Non vogliamo non farti mangiare, ma vogliamo insegnarti a non esagerare con i cibi che potrebbero rallentare il raggiungimento dei tuoi obiettivi.

SEGRETO n. 45: per condire gli alimenti usa grassi buoni (insaturi) come l'olio d'oliva extravergine. Evita burro e margarina e limita i cibi fritti.

Usa metodi di cottura salutari

I migliori metodi di cottura che ti consigliamo per cucinare verdure e secondi piatti sono:

- ai ferri;
- alla griglia;
- alla brace;
- al cartoccio;
- al forno;
- al vapore.

Bevi molta acqua

L'acqua è un elemento essenziale per la vita e per il funzionamento corretto del tuo fisico. Essere ben idratati è importante per combattere la ritenzione idrica e far sì che il corpo funzioni al meglio. Il consiglio che ti diamo è quello di bere almeno due litri di acqua al giorno.

Limita l'uso di alcolici

Al massimo consigliamo un bicchiere di vino rosso per gli uomini e mezzo bicchiere per le donne. Evita nel modo più assoluto i superalcoolici. Orienta le tue scelte sempre su prodotti di alta qualità e di cui hai chiara la provenienza.

Non saltare nessun pasto!

Se ciò succede non sono concessi recuperi. Continua con i tuoi pasti come se nulla fosse accaduto. Ma cerca di non farlo capitare spesso! Stessa cosa se "sgarri" un pasto, mangiando cibi pasticciati o in dosi maggiori. In questo caso non preoccuparti e dal pasto successivo riprendi il tuo normale regime. Non sgarrare spesso, perché se ciò si verifica con frequenza rovinerai tutti i tuoi sforzi!

Limita l'uso di sale

Impara a gustare i cibi utilizzando poco sale, perché grosse quantità di sale portano a un aumento della ritenzione idrica e della pressione arteriosa. Riducendo la ritenzione idrica apparirai meno gonfio e più in salute. Per insaporire i cibi puoi usare aromi come basilico, rosmarino, prezzemolo, origano, aglio, alloro ecc.

Se noti che il tuo peso si è assestato riduci leggermente l'introito calorico o aumenta l'attività fisica

Se noti che il tuo peso si è assestato o vuoi dimagrire ulteriormente, puoi ridurre di 400-500 kcal l'introito calorico giornaliero. In queste fasi ipocaloriche cerca di aumentare anche leggermente l'attività fisica in modo da ottimizzare gli sforzi e perdere più rapidamente i chili di troppo.

Una volta alla settimana concediti un pasto libero

A livello psicologico questo sarà molto importante, infatti concederti un pasto alla settimana senza restrizioni permetterà di darti morale, motivazione e di non far abbassare il tuo metabolismo basale (la quantità di calorie che impieghi per svolgere le funzioni vitali dell'organismo). È vero che il pasto è libero, però usa sempre il buon senso, ciò significa che va bene una pizza, un piatto di pasta molto condito, una frittura di pesce o carne, un dolce o simili... ma non tutti questi cibi assunti contemporaneamente!

SEGRETO n. 46: bevi almeno due litri di acqua al giorno. Cerca di non saltare i pasti e regolarizza ciò che introduci. Combatti la ritenzione idrica riducendo il sale ed evita gli alcolici. Concediti un pasto libero alla settimana.

Questi sono i consigli basilari che dovrai sempre tenere a mente per migliorare la tua forma o per ottenere il massimo dal tuo fisico. Abbina una buona alimentazione al Pilates e vedrai come i risultati arriveranno rapidamente.

RIEPILOGO DEL GIORNO 6:

- SEGRETO n. 41: abbina una corretta alimentazione ai tuoi allenamenti di Pilates. Così facendo potrai ottimizzare le tue sedute, ridurre il grasso in eccesso e dare al tuo fisico più energia.
- SEGRETO n. 42: cerca di fare almeno cinque pasti giornalieri (colazione, spuntino, pranzo, merenda, cena). Così facendo manterrai sotto controllo i livelli di glicemia, distribuirai meglio i quantitativi calorici durante la giornata e avrai una migliore efficienza psico-fisica durante tutto il giorno.
- SEGRETO n. 43: assumi i carboidrati nella prima parte della giornata. Prediligi i carboidrati complessi come pasta, riso, pane, fette biscottare e simili. Riduci al minimo invece i carboidrati semplici come lo zucchero.
- SEGRETO n. 44: mangia il giusto quantitativo di proteine. Per i tuoi allenamenti di Pilates mantieni i livelli proteici a 1-1,4 gr/kg. Non esagerare con i cibi proteici, non serve a nulla!
- SEGRETO n. 45: per condire gli alimenti usa grassi buoni (insaturi) come l'olio d'oliva extravergine. Evita burro e margarina e limita i cibi fritti.

- SEGRETO n. 46: bevi almeno due litri di acqua al giorno. Cerca di non saltare i pasti e regolarizza ciò che introduci. Combatti la ritenzione idrica riducendo il sale ed evita gli alcolici. Concediti un pasto libero alla settimana.

CONCLUSIONI

Siamo arrivati alla fine, ti abbiamo fornito tutte le informazioni necessarie per comprendere veramente cos'è il **Pilates: un programma di fitness che ha l'obiettivo di allungare e rinforzare i muscoli attraverso l'arte del controllo**.

Ti abbiamo parlato dei suoi principi fondamentali: concentrazione, controllo, respirazione, fluidità, centralizzazione e precisione, necessari perché l'allenamento sia ogni volta e sempre di più efficace per il tuo fisico. Con il Pilates tutto il tuo corpo migliorerà:

- migliorerà la capacità cardiovascolare;
- respirerai meglio;
- rinforzerà e tonificherà i tuoi addominali;
- assottiglierai il girovita (VIA LA PANCIA!);
- migliorerà la tua postura;
- ti aiuterà a prevenire i dolori alla schiena;
- migliorerà la tua forza;

- manterrà la tua muscolatura snella e non contratta;
- diminuirà lo stress;
- migliorerà la mobilità articolare;
- potrà integrare e ottimizzare efficacemente qualsiasi tipo di allenamento e attività sportiva.

Naturalmente per trarre tutti i benefici dovrai applicarti con l'allenamento, seguire le indicazioni che ti abbiamo fornito sull'esecuzione degli esercizi, seguire i programmi che ti abbiamo mostrato e vedrai come il tuo corpo migliorerà e ti sentirai meglio fisicamente. Come diceva Joseph Pilates, "La forma fisica è il primo passo verso la felicità".

Segui i consigli alimentari che ti abbiamo fornito perché l'allenamento non può essere efficace se non è accompagnato da una sana e corretta alimentazione.

Ti consigliamo, se ne hai la possibilità, di seguire qualche lezione di gruppo di Pilates o meglio ancora di rivolgerti a uno studio professionale per essere seguito in maniera personalizzata, soprattutto se sei agli inizi. Eseguire correttamente gli esercizi è fondamentale per raggiungere rapidamente risultati concreti.

Gli esercizi che ti abbiamo proposto sono quelli base per imparare il metodo Pilates; non abbiamo voluto inserire esercizi più complicati perché la difficoltà di esecuzione (se ti alleni a casa non puoi essere sempre seguito) non avrebbe permesso a tutti di potersi allenare in comodità e sicurezza.

Non possiamo che augurarti Buon Pilates,

Riccardo Capello

Umberto Miletto

Bibliografia

Antje Korte, *Metodo Pilates: Gli esercizi di base e di livello avanzato della tecnica corporea più famosa*, Red Edizioni, 2007.

Joseph H. Pilates, William John Miller, *Metodo Pilates: gli esercizi e gli scritti originali*, Carocci, 2008.

Alycea Ungaro, *Pilates. La promessa di un corpo nuovo*, Manuali Fabbri, 2006.

Antje Korte, *Pilates per tutti: La tecnica corporea oggi più in voga spiegata passo per passo*, Red Edizioni, 2007-2009.

Autori Vari, *Pilates – La scatola delle idee*, Fabbri, 2009.

Anna Selby, Alan Herdman, *Pilates. Una ginnastica per il corpo e per la mente*, Corbaccio, 2000-2005.

Boris Bazzani, Barbara Torri, *Pilates base: la postura al servizio dell'estetica*, Elika Edizioni, 2008.

Blandine Calais-Germain, *Anatomia del movimento*, L'Arciere, 2006.

Michaela Bimbi-Dresp, *Pilates: il metodo originale per ogni grado di abilità*, Mondadori, 2007.

Sian Williams, Dominique Jansen, *Pilates: Fitness per tutti*, Red Edizioni, 2008.

Corso Issa Fitness Trainer, *Fitness: la guida completa*, Sporting Club Leonardo da Vinci, 2001.

Colgan M., *Optimum Sport Nutrition*, Sporting Club Leonardo da Vinci, 1996.

Ferraresi Gilles, *Le proteine, i carboidrati, i grassi e i lipidi* dal sito www.my-personaltrainer.it.

Giampiero Marongiu, *Pilates per la Terza Età: La maturità del benessere*, Elika Edizioni, 2008.

Yvonne Worth, *Pilates: il metodo per avere un corpo tonico ed elastico*, A. Vallardi, 2006.

Louise Thorley, *Una Guida al Pilates*, Gribaudo Edizioni, 2005.

Jack H. Wilmore, David L. Costill, *Fisiologia dell'esercizio fisico e dello sport*, Calzetti Mariucci Editori, 2005.

I.A. Kapandji, *Fisiologia Articolare*, Monduzzi Editore, 2004.

Miletto U., *Natural Body Building*, Bruno Editore, 2009.

Miletto U., *Il Metodo Kettlebell*, Bruno Editore, 2008.

Uschi Moriabadi, Ronny Moriabadi, *Pilates per la schiena: Prevenire e curare il mal di schiena con il metodo psicocorporeo oggi*, Red Edizioni, 2008.

Venturini M., *Manuale di dietologia*, Editoria Italiana, 1997.

DVD Visionati

Ester Albini, 2009. *Pilates & Stretch, flessibilità armonia e benessere.*

Boris Bazzani, Barbara Torri, 2008. *Pilates Evolution: Intensità, evoluzione, divertimento.*

Fabio Memmo, 2008, *Pilates Modella Gambe, Addominali e Glutei.*

Red Edizioni, 2007. *Il metodo Pilates: Tutti gli esercizi e i benefici della tecnica corporea oggi più in voga.*

Dian Ramirez, Cinehollywood. *Pure Pilates: Un workout completo per tonificare i muscoli e migliorare la flessibilità.*

Siti web consultati

www.europilates.it

www.pilateslatina.it

www.pilates.it

www.powerpilatesverona.it

www.ingramcontent.com/pod-product-compliance
Ingram Content Group UK Ltd.
Pitfield, Milton Keynes, MK11 3LW, UK
UKHW022023190726
13853UKWH00005B/2082

9 788861 742215